FIT IN 5 MINUTEN

W0084926

Pilates
für jeden Tag

Compact Verlag

Bisher sind in dieser Reihe erschienen:
- Bauchtraining für jeden Tag
- Beckenbodentraining für jeden Tag
- Bein- und Po-Training für jeden Tag
- Kurzentspannung für jeden Tag
- Rückentraining für jeden Tag

© 2008 Compact Verlag München
Alle Rechte vorbehalten. Nachdruck, auch auszugsweise,
nur mit ausdrücklicher Genehmigung des Verlages gestattet.
Alle Angaben wurden sorgfältig recherchiert, eine Garantie
bzw. Haftung kann jedoch nicht übernommen werden.
Zur Veranschaulichung der Übungsbeschreibungen sind
ausschließlich die Illustrationen bestimmt.
Chefredaktion: Dr. Angela Sendlinger
Redaktion: Barbara Fuhrmann
Produktion: Wolfram Friedrich
Abbildungen: Compact Verlag 4; djd/Arcon Vertrieb 6; djd/Bona 8;
djd/Staatsbad Meinberg 17; djd/Tourist-Information Bad Tölz 12;
Engel & Wachs Medienproduktion 18–78, U3; mauritius images 9, 10;
picture-alliance/dpa 15; fotolia.de/Boguslaw Mazur (CD-Symbol)
Titelabbildung: Engel & Wachs Medienproduktion
Typografischer Entwurf: Bettina Weisl
Umschlaggestaltung: Engel & Wachs Medienproduktion

ISBN 978-3-8174-6448-7
5264481

Besuchen Sie uns im Internet: www.compactverlag.de

Pilates für jeden Tag

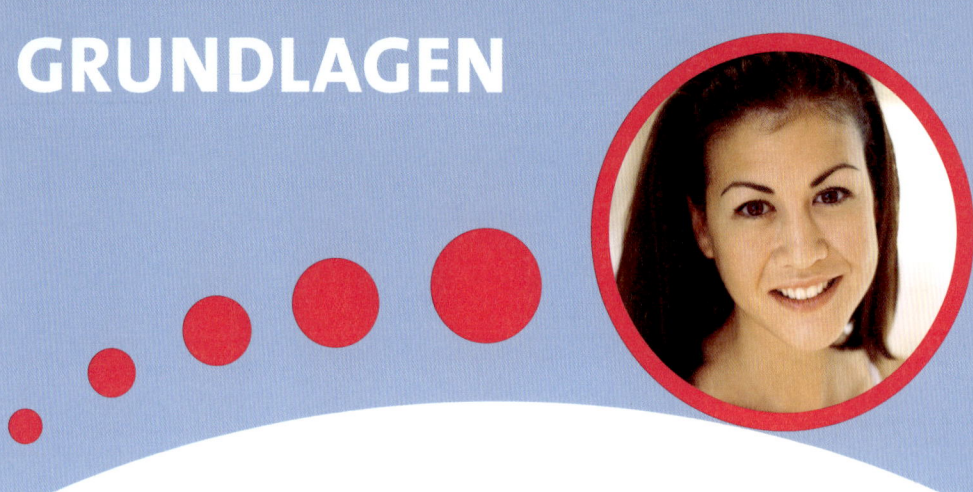

Topfit mit Pilates

Hektik, Unruhe, Lärm. Nicht nur in der Arbeitswelt, sondern auch in vielen Bereichen des Privatlebens haben Stress und Rastlosigkeit seit Langem Einzug gehalten. Kein Wunder, dass immer mehr Menschen nach Entspannung und Ruhe verlangen, denn der Körper reagiert schnell, wenn er erst einmal aus der Balance geraten ist. Kopfschmerzen, Rückenprobleme, Müdigkeit und Antriebsschwäche sind nur einige der Beschwerden, mit denen viele Menschen zu kämpfen haben.

Pilates – was ist das?

Der Gang ins Fitnessstudio ist nicht nur eine kostspielige, sondern auch eine zeitintensive Angelegenheit. Und im Wohnzimmer am Heimtrainer zu üben, verliert schnell seinen Reiz. Bleibt also keine Zeit für die Fitness? Im Gegenteil, bereits mit 5 Minuten Pilates täglich lässt sich das körperliche Wohlbefinden steigern, und Sie erlangen mehr Energie und Ausgeglichenheit.

Egal ob am Morgen nach dem Aufstehen, im Büro in der Mittagspause, am Abend vor dem Zubettgehen oder zwischendurch – viele Pilatesübungen können Sie überall durchführen.

Bei konsequenter Anwendung lassen die Ergebnisse nicht lange auf sich warten.

Wie alles begann …

Bei Pilates handelt es sich um spezielle Übungen, die sowohl aus der klassischen Gymnastik als auch aus dem Yoga und einigen Kampfsportarten zusammengetragen werden. Die Übungen führen bei regelmäßiger Anwendung nicht nur zu mehr Kraft und Beweglichkeit, sondern auch zu mehr Konzentration und Ausgeglichenheit. Schon nach kurzer Zeit spüren Sie die Veränderung: Ihre Muskulatur wird kräftiger, und Ihre Lebensfreude steigt.

Der Name „Pilates" stammt vom Erfinder der Methode, Joseph Hubert Pilates. Pilates litt schon als Kind unter chronischen Krankheiten wie Asthma und Rachitis. Bereits in jungen Jahren beschäftigte er sich deshalb mit verschiedenen Methoden des Körpertrainings und stellte eine positive Wirkung auf seinen körperlichen Zustand fest. Seine Bewegungstechnik bezeichnete Pilates als „contrology" oder „the art of control"

(übersetzt: die Kunst der Kontrolle) und verwies dadurch bereits auf ein sehr wichtiges Pilatesprinzip: die Kontrolle.

Fitnesstrend der Stars

In England beschäftigte sich Joseph H. Pilates intensiv mit fernöstlichen Kampfsportarten und entwickelte ein ganzheitliches Körpertraining, das die Kontrolle des Geistes über den Körper zum Ziel hatte. Schnell er-

Zur Person: Joseph Pilates

Joseph Hubert Pilates wurde am 9. Dezember 1880 in Düsseldorf geboren. Mit 32 Jahren wanderte er nach England aus, wo er als Boxer, Zirkusartist und Lehrer für Selbstverteidigung arbeitete. Karriere machte er jedoch in Amerika. Dort entwickelte und unterrichtete er die nach ihm benannte Trainingsmethode gemeinsam mit seiner Frau Clara.

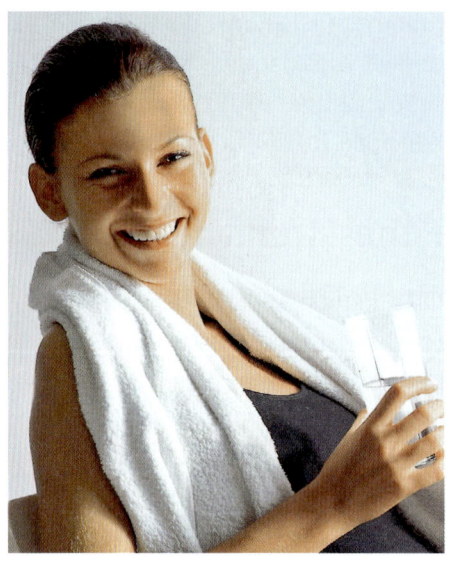

kannte er, die von ihm zusammenge-stellten Pilatesübungen den Allge-meinzustand positiv beeinflussen. In den USA fand seine Methode bei Schauspielern und Tänzern großen Anklang. Ganz Hollywood, aber auch viele europäische Stars schwören mittlerweile auf das ganzheitliche Körpertraining.

Und Joseph Pilates blieb durch sein gezieltes Training bis ins hohe Alter gesund. Er starb mit 87 Jahren, doch seine Methode ist heute populärer denn je.

Training für Körper und Geist

Seit einigen Jahren ist Pilates auch bei uns kein Fremdwort mehr: Immer mehr Menschen entdecken die positive Wirkung des ganzheitli-chen Trainings. Mit einem Zeitauf-wand von nur 5 Minuten täglich erhö-hen auch Sie durch ein regelmäßiges Work-out die Dehnfähigkeit und Kraft der Muskeln. Zusätzlich trainie-ren Sie mit Pilates Körperhaltung und Gleichgewicht. Das alles wirkt sich natürlich positiv auf die Psyche aus. Eine gesteigerte Lebensfreude sowie mehr Motivation und Konzentra-tionsfähigkeit sind das Ergebnis. Der wichtigste Grundsatz der Pilates-technik ist, die Übungen kontrolliert und langsam auszuführen. Pilates verspricht keine Wunder in kurzer Zeit. Sie müssen die Übungen konse-quent anwenden – doch dafür rei-chen schon wenige Minuten täglich! Mit der Zeit merken Sie, wie sich Ihr Körper an das Training gewöhnt, und Sie werden gar nicht mehr damit auf-hören können.

Wesentliche Pilatesprinzipien

Atmung, Konzentration und Kontrolle, Präzision in der Bewegung, Bewegungsfluss und Zentrierung – die sechs Pilatesprinzipien sind wichtig, um die Trainingsmethode zu verstehen und die Übungen richtig auszuführen. Lesen Sie sich die folgenden Merkmale genau durch. Erst wenn Sie sie gut verstanden und verinnerlicht haben, wird Ihr Pilatestraining erfolgreich sein.

Atmung

Richtig zu atmen, ist für die Gesundheit von großer Bedeutung. Durch Atmen wird das Blut mit Sauerstoff versorgt, und schädliche Gase werden aus der Lunge abtransportiert. Viele Menschen wissen heute allerdings nicht mehr, wie das funktioniert. Durch zu wenig Bewegung ist die Atemmuskulatur oft eingeschränkt. Für die meisten Menschen erfolgt die Atmung zudem unbewusst und automatisch. Sie merken erst bei körperlicher Anstrengung, dass sie falsch atmen. Das kann zu Problemen, wie Seitenstechen, führen.

Bewusstes Atmen beruhigt hingegen den Geist und hilft, körperliche Anspannungen abzubauen. Für Joseph Pilates stellte deshalb das Erlernen der richtigen Atmung die erste Übung in seinem Training dar. Doch nicht nur das: Bei Pilates gibt die Atmung auch das Bewegungstempo vor. Aber wie atmet man „richtig"? Ein kleiner Test zeigt Ihnen, ob Sie effektiv atmen. Legen Sie sich dazu mit dem Rücken auf den Boden, und lassen Sie Ihre Hände auf dem Brustkorb ruhen. Achten Sie beim Einatmen darauf, wo Ihre Atemluft hingeht.

Atemtechnik

Atmen Sie durch die Nase ein und durch den Mund aus. Für das Training ist entscheidend, dass Sie den Atem niemals anhalten, sondern auf einen gleichmäßigen Atemfluss achten. Gerade Anfänger machen häufig den Fehler, dass sie mit dem Atmen aufhören, wenn die Übung am intensivsten ist.

Hebt sich lediglich der obere Brustkorb, dann atmen Sie zu flach. Die richtige Pilatesatmung füllt Ihre Lunge und weitet den gesamten Brustkorb. Die Atemluft strömt aber auch in den Rücken. Die Rippen sollten sich also nach vorn, hinten und zur Seite öffnen. Beim Ausatmen dürfen Sie ruhig Ihre Bauchmuskulatur spüren!

Trainieren Sie die richtige Atmung, wann immer es Ihnen möglich ist, denn sie ist eine wichtige Grundlage für alle Pilatesübungen.

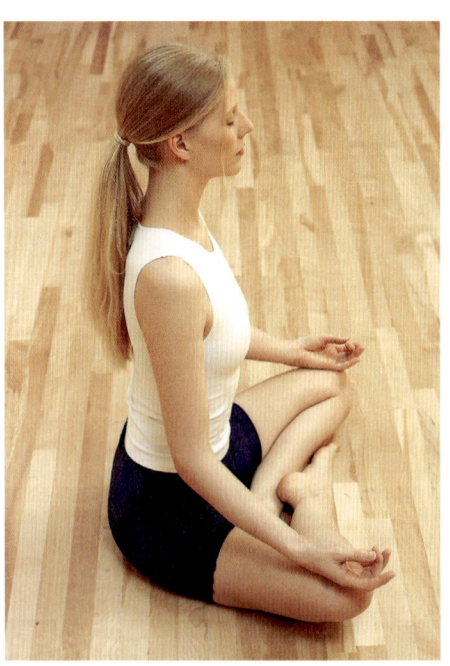

Konzentration und Kontrolle

Konzentration ist das A und O bei Pilatesübungen. Erst wenn Sie sich genau auf das konzentrieren, was Sie tun, und sich nicht von Hintergrundgeräuschen ablenken lassen, haben Sie Erfolg. Hören Sie auf Ihren Körper und Ihre innere Stimme. Wenn Ihnen das gelingt, werden Sie schnell merken, dass sich Ihr Geist beruhigt und Sie Ihre Bewegungen bewusster ausführen.

Aber auch die Kontrolle über die Atmung, den Körper und den Geist spielte für Joseph Pilates eine wichtige Rolle. Spüren Sie in sich hinein. So entwickeln Sie ein Gefühl für Ihren Körper und die Bewegungsabläufe. Kontrollieren Sie aber nicht nur die Ausführung der Übung selbst, sondern auch die Rückkehr zur Ausgangsposition, und vermeiden Sie abrupte Bewegungen.

Präzision in der Bewegung

Qualität vor Quantität: Dieser Grundsatz kann nicht oft genug betont werden. Bei Pilates ist es besonders wichtig, jede Übung präzise auszuführen. Jeder einzelne Bewegungsablauf ist von großer Bedeutung. Überspringen Sie deshalb keine Elemente, und führen Sie die Übung vom Anfang bis zum Ende, wie beschrieben, durch. Brechen Sie eine Übung auf keinen Fall ab, sonst bringt sie nichts!

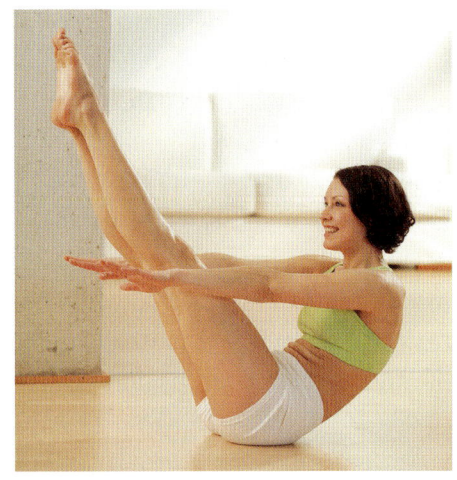

Wenn Sie Probleme bei der Ausübung haben oder merken, dass Sie von der „Ideallinie" abweichen, dann kehren Sie einfach langsam in die Ausgangsposition zurück, und starten Sie einen neuen Versuch. Sie werden sehen, dass es Ihnen mit der Zeit immer leichter fällt, die Übungen korrekt auszuführen.

Bewegungsfluss

Führen Sie die Pilatesübungen nicht ruckartig aus. Achten Sie stattdessen auf eine harmonische und fließende Bewegungsabfolge, und zwar nicht nur während der Übung selbst, sondern auch bei den Übergängen zu anderen Übungen! Pilatesübungen sollten gleichmäßig durchgeführt werden, ohne dass Sie sich dabei aus der Ruhe bringen lassen. Die richtige Atmung gibt Ihnen Ihr persönliches Tempo vor.

Zentrierung

Konzentrieren Sie sich auf Ihre Körpermitte und das Powerhouse! Dieser Satz wird Sie während der Übungen ständig begleiten, denn die Zentrierung ist ein wesentlicher Grundsatz bei Pilates. Für Joseph Pilates stellte die Mitte, also das Zentrum unseres Körpers, den Ausgangspunkt aller Bewegungen dar. Diese Mitte bezeichnete er als das „Powerhouse". Es nimmt bei Pilates eine wichtige Stellung ein.

Das Powerhouse: Zentrum des Körpers

Wenn Sie sich mit Pilates beschäftigen, wird Ihnen fast immer der Begriff „Powerhouse" begegnen. Dabei handelt es sich um ein wichtiges Schlagwort, mit dem Joseph Pilates unsere Körpermitte bezeichnete. Zum Powerhouse gehören die quer verlaufenden, die inneren und äußeren schrägen sowie die geraden Bauchmuskeln, aber auch die tief liegenden Rückenmuskeln und die Beckenbodenmuskulatur.

Ein starkes Powerhouse gibt uns im Alltag mehr Stabilität, denn die Muskeln des Powerhouse bilden ein natürliches Korsett, das unsere Wirbelsäule schützt. Jede Pilatesübung beginnt deshalb mit der Aktivierung des Powerhouse. Und so funktioniert es: Legen Sie sich mit dem Rücken auf den Boden. Stellen Sie die Beine auf, Ober- und Unterschenkel bilden einen 45-Grad-Winkel. Legen Sie die Hände auf den Bauch, und atmen Sie tief ein. Beim Ausatmen ziehen Sie den Bauchnabel nach innen in Richtung Wirbelsäule. Es ist wichtig, dabei sämtliche Bauchmuskeln anzuspannen und den Beckenboden leicht nach oben zu heben. Beim Einatmen lockern Sie die Spannung ein wenig, und beim Ausatmen aktivieren Sie wieder das Powerhouse. Führen Sie diese Anspannung und leichte Entspannung einige Male durch, ehe Sie Ihren Körper wieder völlig entspannen und in die Ausgangsposition zurückkehren.

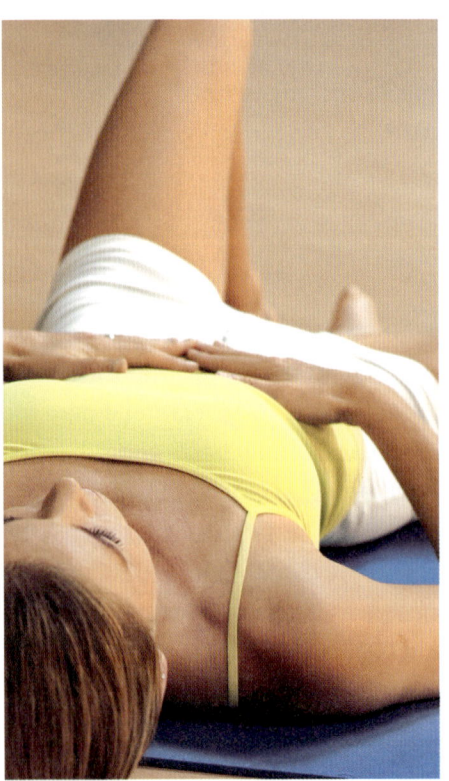

Allgemeine Trainingstipps

Nur bei bewusster, regelmäßiger Anwendung und korrekter Ausführung spüren Sie die positiven Effekte von Pilates. In unserer schnelllebigen Zeit ist es für viele zunächst ungewohnt, die Übungen langsam auszuführen. Doch nur so kann der Geist die Kontrolle über den Körper erhalten, und nur so kommen Sie an ihr Ziel. Erinnern Sie sich bei jeder Übung an die sechs Prinzipien Atmung, Konzentration und Kontrolle, Präzision in der Bewegung, Bewegungsfluss und Zentrierung, und führen Sie die Übungen nach diesen Grundsätzen durch.

Pilates im Alltag

Pilatesübungen lassen sich ideal in den Alltag integrieren. Sie können die Übungen zu jeder Tageszeit ausführen. Am Morgen verhilft Ihnen Pilates, mit Energie in den Tag zu starten, während Sie am Abend durch das Training Stress abbauen und sich entspannen können. Oder probieren Sie die Übungen einfach zwischendurch aus. Dadurch lockern Sie Verspannungen und verschaffen sich einige Minuten Auszeit vom Alltag.

Unbedingt beachten

Eines sollten Sie unbedingt beachten: Wenn Sie sich nicht ganz fit fühlen, unter einer Erkältung leiden oder Verletzungen haben, dann sollten Sie auf das Training verzichten. Auch nach üppigen Mahlzeiten empfiehlt es sich, nicht gleich mit den Übungen zu starten. Sollten Sie schwanger sein, dann suchen Sie vor dem Training Ihren Arzt auf. Achten Sie stets auf Ihre persönlichen Grenzen, und übertreiben Sie gerade zu Beginn des Trainings die Übungen nicht.

Alternative zum Fitnessstudio

Auch viele Volkshochschulen und Sportvereine bieten Pilateskurse an, die meist günstiger sind als die Mitgliedschaft im Fitnessstudio.

Wenn Sie zwischendurch Ihre Motivation verlässt, können Sie eine Pilateseinheit in einem Fitnessstudio besuchen. So können Sie nicht nur die Ausführung der Übungen überprüfen, sondern auch für Abwechslung im Trainingsalltag sorgen.

Ausrüstung

Teure Fitnessgeräte, ein modernes Outfit oder die neuesten Turnschuhe – das alles spielt bei Pilates keine Rolle. Sie brauchen lediglich eine angenehme Unterlage und einen ge- mütlichen, ruhigen Ort, an dem Sie die Übungen ausführen können. Der Raum sollte gut belüftet, aber auf keinen Fall zu kalt sein.

Vermeiden Sie Hektik und Lärm, und lassen Sie sich auf die entspannende Welt von Pilates ein. Nur so entwickeln Sie ganz allmählich ein Gespür für Ihren Körper und kräftigen auf sanfte Weise Ihre Muskeln. Und nach einiger Zeit werden Sie die Veränderungen auch im Alltag spüren: Eine bessere Haltung, eine bewusste Atmung und ein dauerhaftes Wohlbefinden stellen sich ein.

Sanft die Kräfte wecken

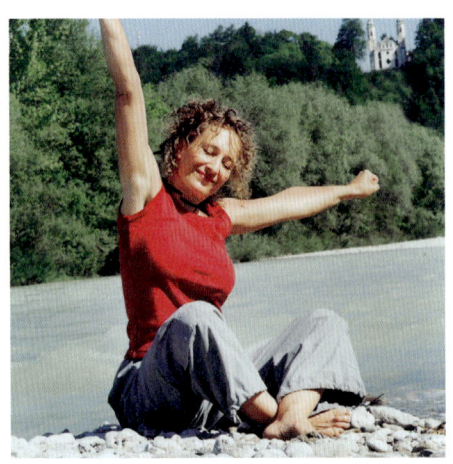

Bevor Sie mit dem Pilatestraining beginnen, ist es wichtig, dass Sie sich entsprechend vorbereiten. Sorgen Sie zunächst für eine angenehme Atmosphäre im Raum, indem Sie das Zimmer durchlüften und störende Geräte wie Fernseher und Radio ausschalten.

Auch ein gezieltes Warm-up spielt eine wichtige Rolle für ein effektives

Richtige Kleidung

Mit bequemer Kleidung, die zwar locker sitzt, aber dennoch die Umrisse Ihres Körpers erkennen lässt, können Sie die Übungen am besten ausführen. Dadurch lässt sich einerseits optisch kontrollieren, ob Ihre Haltung korrekt ist. Andererseits fühlen Sie sich rundum wohl und haben genügend Bewegungsfreiheit.

Trainingsprogramm. Aufwärmen hilft Ihnen, sich auf die folgenden Übungen mental einzustellen und gleichzeitig den erwärmten Körper vor Verletzungen zu schützen. Wählen Sie zwei bis drei Übungen aus, und starten Sie damit Ihr Training. Zuvor sollten Sie jedoch einige Minuten lang schnell auf der Stelle gehen und Ihren Kreislauf in Schwung bringen.

Armschwingen: Sie wollen Ihren Kreislauf in Schwung bringen? Dann stellen Sie sich aufrecht auf den Boden, die Beine sind hüftbreit geöff-

net. Lassen Sie Ihre Arme seitlich neben dem Körper hängen. Beim Einatmen führen Sie beide Arme nach oben in Richtung Decke. Beim Ausatmen schwingen Sie Ihre Arme in einem Vorwärtsbogen nach unten und hinten. Ihr Körper folgt dieser Armbewegung. Beugen Sie dazu Ihre Knie und den Oberkörper sowie den Kopf leicht nach vorn. Beim Einatmen richten Sie sich wieder auf, strecken die Beine durch und bewegen die Arme in einem Bogen nach oben. Wiederholen Sie diese Übung, sooft es Ihnen angenehm ist.

Beckenboden-Warm-up: Legen Sie sich mit aufgestellten Beinen auf den Rücken. Der Körper ist entspannt. Ihre Hände liegen in einem Dreieck auf dem unteren Bauch. Die Spitzen der Finger berühren das Schambein, die Daumen den unteren Bauch. Die Hände sollten flach sein. Ist dies nicht der Fall, liegen also die Daumen höher als die Fingerspitzen, dann ist Ihr Becken zu weit nach hinten gekippt. Korrigieren Sie in diesem Fall Ihre Haltung.
Atmen Sie zunächst tief ein. Beim Ausamten spannen Sie Ihre Bauchmuskeln an und ziehen das Becken

Für Ungeübte

Das „Beckenboden-Warm-up" eignet sich besonders gut für Anfänger, die wenig Erfahrung mit Fitnessübungen im Allgemeinen und Pilates im Speziellen haben. Sie erlangen damit ein besseres Gefühl für das Kraftzentrum des Körpers. Das ist für die Stabilität unserer Wirbelsäule sehr wichtig.

in Richtung Nabel nach oben. Das Steißbein hebt sich dadurch leicht vom Boden ab. Beim Einatmen kehren Sie wieder in die neutrale Ausgangsposition zurück. Wiederholen Sie das Kippen des Beckens 5-mal.

Seitliche Dehnung: Stellen Sie sich aufrecht auf den Boden. Die Füße stehen hüftbreit auseinander, die Beine sind leicht gebeugt. Die Arme hängen locker neben dem Körper. Atmen Sie tief ein, und aktivieren Sie das Powerhouse. Beim Ausatmen neigen Sie den Oberkörper leicht zur rechten Seite und führen gleichzeitig den rechten Arm ein Stück weit in Richtung Boden. Mit

dem Kopf folgen Sie der Bewegung nach rechts. Beim Einatmen richten Sie sich wieder auf. Wiederholen Sie die Übung auf der linken Seite. Führen Sie die Dehnung 3-mal auf jeder Seite durch. Mit dieser Übung trainieren Sie Ihre seitliche Rumpfmuskulatur.

Wirbelsäulensensibilisierung:

Durch das langsame Abrollen bei dieser Übung mobilisieren Sie auf sanfte Weise die Wirbelsäule. Stellen Sie sich dafür aufrecht auf den Boden, die Füße stehen hüftbreit auseinander, die Arme hängen locker neben dem Körper. Beim Ausatmen aktivieren Sie das Powerhouse. Gleichzeitig rollen Sie Ihre Wirbelsäule langsam nach unten ab. Zuerst beginnen Sie mit dem Kopf und den Halswirbeln. Es folgen die Brustwirbel- und die Lendenwirbelsäule. Rollen Sie sich so weit ab, bis der gesamte Oberkörper nach vorn gebeugt ist. Das Kinn zeigt leicht zur Brust. Vergessen Sie nicht, Ihre Beine etwas zu beugen. Atmen Sie in dieser Position tief ein, und spüren Sie, wie die Luft in den Rücken fließt. Beim Ausatmen bewegen Sie sich wieder langsam in die Ausgangsposition zurück. Rollen Sie sich immer bewusst, Wirbel für Wirbel, auf und ab. Sie nehmen die Bewegung übrigens bewusster wahr, wenn Sie die Augen schließen. Probieren Sie es einfach aus!

Atemübung: Die richtige Atmung ist der erste Schritt in Richtung erfolgreiches Pilatestraining. Folgende Übung wird Ihnen helfen, eine effektive Atemtechnik zu erlernen: Stellen Sie sich hüftbreit auf den Boden. Die Hände liegen unter der Brust auf den Rippen, die Ellenbogen zeigen nach außen. Atmen Sie tief durch die Nase ein. Spüren Sie, wie sich Ihre Rippen öffnen. Beim Ausatmen bewegen sich die Rippen wieder zusammen, dabei spannen sich die Bauchmuskeln an. Führen Sie diese Atemübung einige Male durch, bis Sie den richtigen Rhythmus gefunden haben.

Schulter heben: Diese Übung können Sie nicht nur vorbereitend durchführen, sie eignet sich auch ideal für das Training zwischendurch, um Spannungen abzubauen und neue Energie zu tanken. Stellen Sie sich dafür aufrecht auf den Boden. Achten Sie darauf, dass Ihre Wirbelsäule in einer neutralen Position ist, sodass die doppel-S-förmige

Krümmung erhalten bleibt. Die Arme hängen locker neben dem Körper. Konzentrieren Sie sich auf Ihre Atmung. Beim Einatmen heben Sie beide Schultern zu den Ohren. Der Blick bleibt nach vorn gerichtet. Sobald Sie ausatmen, lassen Sie die Schultern wieder langsam nach unten gleiten. Wiederholen Sie die Übung 6-mal.

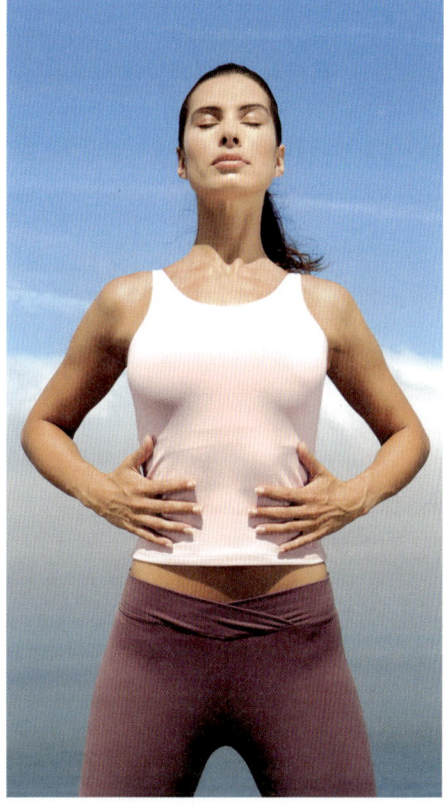

Zur Ruhe kommen

Nicht nur der Einstieg, auch der Ausklang, also das Cool-down, spielt bei Pilates eine wichtige Rolle. Nur so helfen Sie Ihrem Körper beim Regenerieren und kommen langsam zur Ruhe. Dadurch können Sie sich wieder auf den Alltag einstellen. Suchen Sie sich einfach zwei der folgenden Übungen aus, und verschaffen Sie sich und Ihrem Körper den nötigen Ausklang.

Päckchenstellung: Setzen Sie sich auf Ihre angewinkelten Beine, und rollen Sie langsam Ihren Oberkörper ab, bis er auf den Oberschenkeln ruht. Die Stirn berührt in dieser Stellung den Boden, die Arme liegen locker neben dem Körper. Die Handflächen zeigen nach oben. Atmen Sie in dieser Position tief ein und aus. Bleiben Sie solange in der Haltung, wie es für Sie angenehm ist.

Schaukelstellung: Legen Sie sich auf den Rücken, und ziehen Sie Ihre Knie zur Brust. Der Blick ist zur Decke gerichtet. Die Beine werden mit den Armen umschlossen. Schaukeln Sie sich nun langsam von rechts nach links, solange es Ihnen guttut. Sie können bei dieser Übung ein Kissen unter den Kopf legen.

Ausfallschritt: Bei dieser Übung dehnen Sie den Hüftbeuger. Machen Sie dafür einen Ausfallschritt. Das rechte Bein wird nach vorn gestellt, das linke Bein nach hinten gestreckt. Der Unterschenkel des linken Beins liegt auf dem Boden. Legen Sie nun den Oberkörper auf dem rechten Oberschenkel ab, und stützen Sie sich mit den Händen am Boden auf. Legen

In den Schlaf schaukeln

Das Training in der „Schaukelstellung" hilft, vom Alltag abzuschalten und Stress und Hektik zu vergessen. Nebenbei massieren Sie durch die sanfte Bewegung Ihren Rücken. Die Übung eignet sich daher besonders gut für das Work-out am Abend vor dem Zubettgehen.

Sie die Handflächen rechts und links neben dem Fuß ab. Der Blick ist zum Boden gerichtet. Lassen Sie das Becken nach unten hängen. Sie spüren dabei die Dehnung im Hüftbeuger der linken Seite. Bleiben Sie eine halbe Minute in dieser Haltung. Anschließend folgt das andere Bein.

Kopf zum Knie: Diese Übung eignet sich besonders gut zur Dehnung der hinteren Oberschenkel und der Hüftbeuger. Legen Sie sich dafür flach mit dem Rücken auf den Boden. Der Nacken ist lang gezogen, der Blick nach oben gerichtet. Ziehen Sie Ihr rechtes Knie zum Brustkorb. Das linke Bein wird lang nach vorn gestreckt, während Sie den Oberkörper entspannt auf dem Boden ruhen lassen. Bleiben Sie eine halbe Minute in dieser Haltung, und kehren Sie dann in die Ausgangsposition zurück. Es folgt das linke Knie, das zur Brust geführt wird. Wiederholen Sie die Übung 2-mal auf jeder Seite.

Kriechhaltung: Bei dieser Übung dehnen Sie vor allem den Oberkörper und die Schultern. Ausgangsposition ist der Vierfüßlerstand. Knien Sie sich also hin, und stützen Sie sich mit den Händen auf dem Boden ab.

Aktivieren Sie nun Ihr Powerhouse. Ziehen Sie den Bauchnabel in Richtung Wirbelsäule. Strecken Sie die Hände weit nach vorn, und legen Sie die Stirn auf den Boden. Ober- und Unterschenkel bilden einen 90-Grad-Winkel. Spüren Sie die sanfte Dehnung Ihres Rückens, und atmen Sie gleichmäßig weiter. Bleiben Sie eine halbe Minute in der „Kriechhaltung", und setzen Sie sich dann, wie bei der „Päckchenstellung" (siehe Seite 16), auf Ihre Fersen zurück, der Oberkörper ruht auf den Oberschenkeln. Dadurch entlasten Sie Ihre Wirbelsäule.

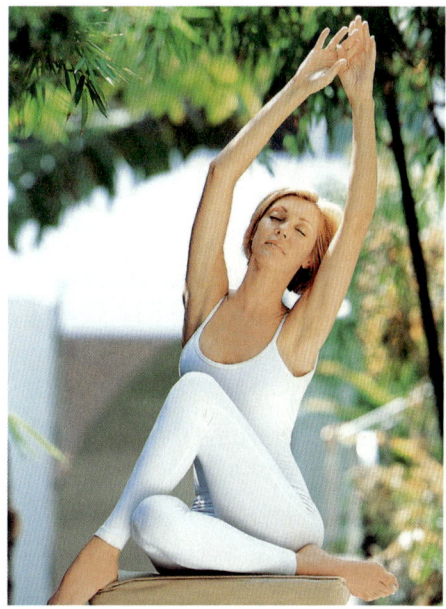

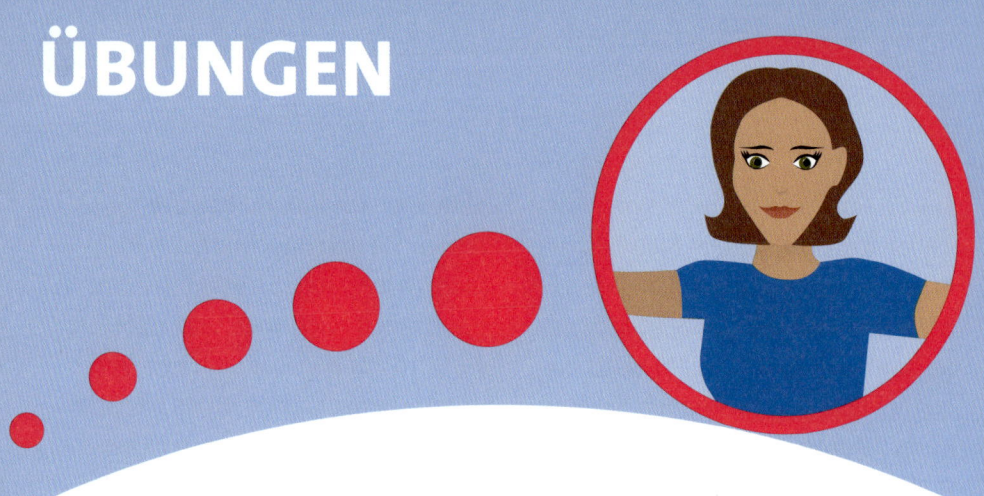

So trainieren Sie richtig

Genug zur Theorie, jetzt kommt die Praxis. Die Anleitungen in diesem Kapitel sind in 15 Übungseinheiten mit je 2 Übungen gegliedert. Insgesamt stehen Ihnen also 30 Übungen zur Verfügung. Jede Übungseinheit können Sie in 5 Minuten nachturnen. Achten Sie dabei stets auf die richtige Körperhaltung und eine gleichmäßige Atmung.

Übungen für Kraft und Konzentration

Die Übungen lassen sich problemlos kombinieren. Die erste Übungseinheit ist als Einstieg geeignet, während die folgenden Anleitungen gezielt einzelne Körperpartien wie Rücken, Bauch oder Beine ansprechen. Mit diesen Übungen können Sie das Training nach Ihren eigenen Vorlieben gestalten. Die Übungseinheit „Morgens und abends" eignet sich ideal zum Start in den Tag oder zum Ausklang am Abend, und mit der Anleitung „Fit im Büro" lässt sich Pilates auch in den Berufsalltag integrieren. Wählen Sie einfach nach Lust und Laune aus den 15 Übungseinheiten aus, und verhelfen Sie sich und Ihrem Körper zu mehr Ausdauer, Kraft, Beweglichkeit, Konzentration und Entspannung.

Stärkung der Körpermitte

Damit Ihr Training Erfolg hat, sollten Sie bei jeder Übung genau auf die im Eingangskapitel beschriebenen Prinzipien achten: Atmung, Konzentration und Kontrolle, Präzision in der Bewegung, Bewegungsfluss sowie Zentrierung. Sie stellen das Grundgerüst von Pilates dar.

Die Stärkung der Körpermitte ist eine wesentliche Voraussetzung für mehr Stabilität. Das Powerhouse ist unser Kraft- und Kontrollzentrum und bedarf daher besonders großer Aufmerksamkeit. Jede Pilatesübung beginnt aus diesem Grund mit dessen Aktivierung.

Bevor es losgeht: die Vorbereitungen

Treffen Sie alle nötigen Vorbereitungen für das Training. Ziehen Sie sich bequeme Kleidung an, die nicht zu eng sitzt und Ihnen Bewegungsfreiheit erlaubt. Achten Sie bei der Wahl der Unterlage darauf, dass sie weder zu hart noch zu weich ist. Erst wenn Sie alle Vorkehrungen getroffen haben, suchen Sie sich die richtige Übung aus. Betrachten Sie die Abbildung genau, und lesen Sie die Beschreibung langsam durch – natürlich können Sie auch die beiliegende CD als Ihren „persönlichen Trainer" der etwas anderen Art nutzen. Versuchen Sie, die Übung erst dann nachzumachen, wenn Sie die

Erläuterungen verstanden haben. Für Ungeübte reicht es, die Grundübungen auszuführen. Sobald Sie ein gutes Körpergefühl entwickelt haben, können Sie ggf. auch die Anleitungen für Fortgeschrittene ausprobieren.

Barfuß

Damit Sie den Kontakt zum Boden spüren und Ihre Fußhaltung kontrollieren können, sollten Sie barfuß trainieren. Falls Ihnen das unangenehm ist, können Sie allerdings auch dünne Socken anbehalten.

Start-up

Mit der Übung „Rotation" kräftigen Sie Ihre Rückenmuskeln und die rückwärtige Beinmuskulatur. Zusätzlich mobilisieren Sie die Wirbelsäule. Der „Wirbelsäulendehner" eignet sich zur Dehnung des Bewegungsapparats, u. a. der Wirbelsäule, und fördert die bewusste Atmung.

Rotation

Übungsablauf

- Setzen Sie sich auf den Boden. Die Beine werden nach vorn gelegt, die Knie leicht gebeugt. Der Oberkörper ist aufrecht, die Arme hängen neben dem Körper. Achten Sie darauf, dass Oberkörper und Beine einen rechten Winkel bilden.
- Atmen Sie einige Male in dieser Position ein und aus.
- Heben Sie beim Einatmen Ihre Arme seitlich neben den Körper.
- Beim Ausatmen drehen Sie Ihren Oberkörper zur linken Seite. Ihre Beine sind fest zusammengedrückt. Die Wirbelsäule bleibt gestreckt.

- Beim nächsten Einatmen drehen Sie sich wieder in die Mitte zurück, beim nächsten Ausatmen folgt die rechte Seite, beim Einatmen kehren Sie dann erneut zur Mitte zurück etc.
- Halten Sie die Arme stets ausgestreckt neben dem Körper. Ihr Kopf folgt der Bewegung.
- Wiederholen Sie die Übung je Seite 5-mal.

Variation

Eine Stufe schwieriger ist es, wenn Sie die Knie nicht beugen, sondern

Verkürzte Muskeln

Gerade zu Beginn des Work-outs kann es vorkommen, dass Sie Probleme bei der Ausführung der einen oder anderen Übung haben. Der Grund: Unsere Muskeln sind häufig durch eine falsche oder ungesunde Körperhaltung verkürzt. Mit einem gezielten Training können Sie sich in nur wenigen Minuten etwas Gutes tun.

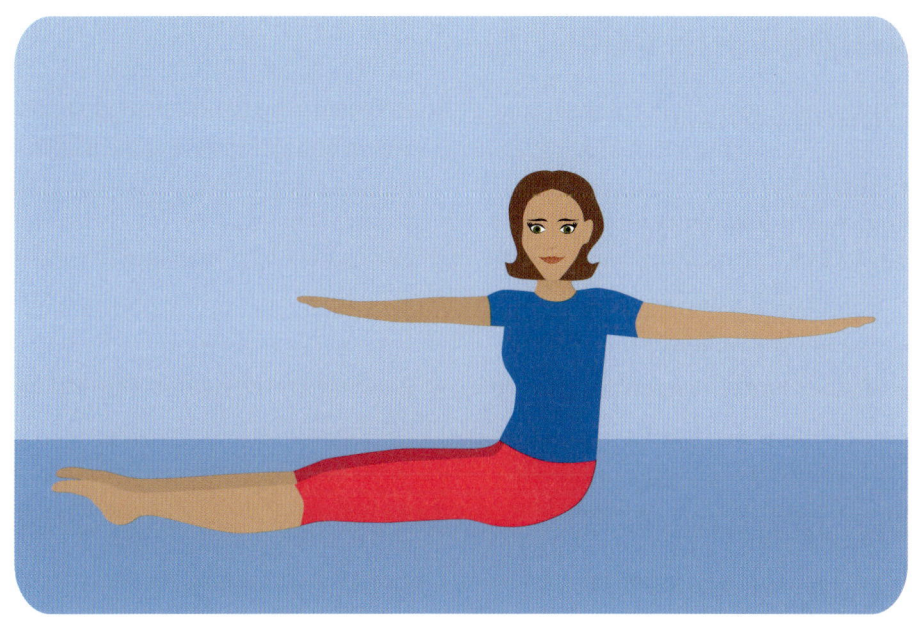

die Beine ausgestreckt auf den Boden legen und so die Übung durchführen.

Hilfsmittel

Falls Sie Probleme damit haben, in dieser Position den Oberkörper aufzurichten, können Sie sich auf ein Kissen oder zusammengerolltes Handtuch setzen.

Aufgepasst

Wenn Sie beim Drehen Schmerzen spüren, reduzieren Sie einfach den Drehwinkel. In diesem Fall empfiehlt es sich auch, die Arme nicht auszustrecken, sondern während der gesamten Übung gebeugt vor der Brust zu halten.

Trainingstipp

Die Übung trainiert die Atemmuskulatur und eignet sich deshalb sehr gut als Vorbereitung für alle weiteren Übungen. Durch die leichte Drehung des Rückens werden insbesondere die Muskeln entlang der Wirbelsäule gedehnt.

Wirbelsäulendehner

Übungsablauf

- Setzen Sie sich mit ausgestreckten Beinen auf den Boden, der Oberkörper ist aufrecht und bildet mit den Beinen einen rechten Winkel.
- Die Beine liegen hüftbreit auseinander. Konzentrieren Sie sich auf Ihre Atmung und die richtige Körperhaltung.
- Atmen Sie tief ein, und strecken Sie die Arme etwas angewinkelt knapp unter Schulterhöhe nach vorn, die Handflächen zeigen nach oben.
- Strecken Sie zusätzlich die Wirbelsäule aus der Hüfte heraus.
- Aktivieren Sie beim Ausatmen das Powerhouse, indem Sie die Bauchmuskeln anspannen und das Kinn zur Brust senken.
- Beugen Sie den Oberkörper langsam zu den Beinen. Bleiben Sie kurz in dieser Position.
- Beim Einatmen richten Sie sich wieder Wirbel für Wirbel nach oben auf.
- Beim Ausatmen folgt der Kopf. Nun befinden Sie sich wieder in der Ausgangsposition.
- Wiederholen Sie die Übung 5-mal.

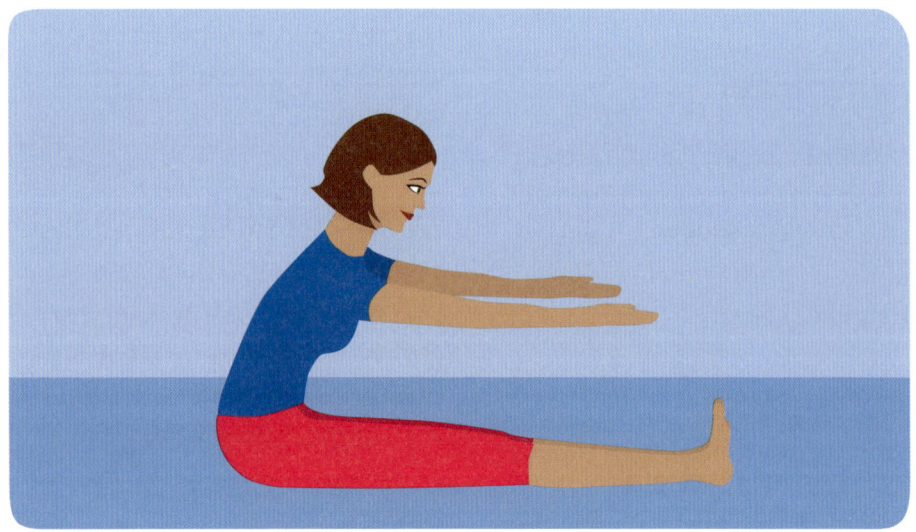

- Fortgeschrittene können den „Wirbelsäulendehner" bis zu 10-mal durchführen. Achten Sie trotzdem darauf, langsam und bewusst vorzugehen.

Kopf hoch!

Falls Sie es am Anfang nicht schaffen, den Oberkörper so weit nach vorn zu beugen, wie auf der Illustration abgebildet, ist das auch kein Problem. Übung macht den Meister!

Hilfsmittel

Stellen Sie sich beim Absenken vor, dass Sie Ihren Oberkörper langsam über einen Ball rollen. Versuchsweise können Sie am Anfang auch einen echten, nicht allzu großen Ball als Hilfsmittel verwenden.

Aufgepasst

Ein wichtiges Merkmal jeder Pilatesübung ist deren langsame und konzentrierte Ausführung. Nehmen Sie sich also bewusst Zeit, Ihren Ober-

körper langsam, Wirbel für Wirbel, aufzurichten. Ihre Atmung gibt Ihnen das richtige Tempo vor. Brechen Sie die Übung auf keinen Fall abrupt ab, sondern kehren Sie behutsam in die Ausgangsstellung zurück. Nur so erzielen Sie einen optimalen Trainingserfolg und merken schon bald erste Fortschritte.

Trainingstipp

Wenn Sie Probleme beim Ausstrecken der Beine haben und zu starke Schmerzen dabei spüren, können Sie ein zusammengerolltes Handtuch unter die Kniekehlen legen. Falls das auch nicht hilft, empfiehlt es sich, die Beine etwas anzuwinkeln und so die Übung auszuführen.

Folgende Stretchingübung macht Ihre Beine beweglicher: Legen Sie sich auf den Rücken, und stellen Sie Ihre Beine auf. Strecken Sie nun das linke Bein nach oben. Greifen Sie mit den Händen die Wade des angehobenen Beins, und ziehen Sie es möglichst gestreckt zu sich heran. Halten Sie die Dehnung etwa 10 Sekunden, und wechseln Sie dann die Seite.

Rückenfit

Die folgenden Übungen trainieren vor allem Ihre Rückenmuskulatur und stärken die Wirbelsäule sowie den Schultergürtel. Setzen Sie sich nach dem Training zur Entspannung des Rückens auf Ihre Fersen, und strecken Sie die Arme weit nach oben. Ihr Blick folgt der Bewegung.

Schwan

Übungsablauf

- Legen Sie sich auf den Bauch, und berühren Sie mit der Stirn den Boden. Der Körper ist lang gestreckt, die Arme liegen seitlich daneben. Die Handflächen zeigen nach oben.
- Drücken Sie die Beine zusammen, und stellen Sie die Zehen auf.
- Bleiben Sie einige Sekunden in der Ausgangsposition, und stellen Sie sich gedanklich auf den folgenden Ablauf ein.
- Aktivieren Sie beim Ausatmen Ihr Powerhouse. Das Becken ist leicht nach vorn gekippt, die Bauchmuskeln sind angespannt. Ziehen Sie dafür den Bauchnabel ein.
- Heben Sie den Kopf und die Schultern leicht an, und bleiben Sie einige Sekunden in dieser Position.

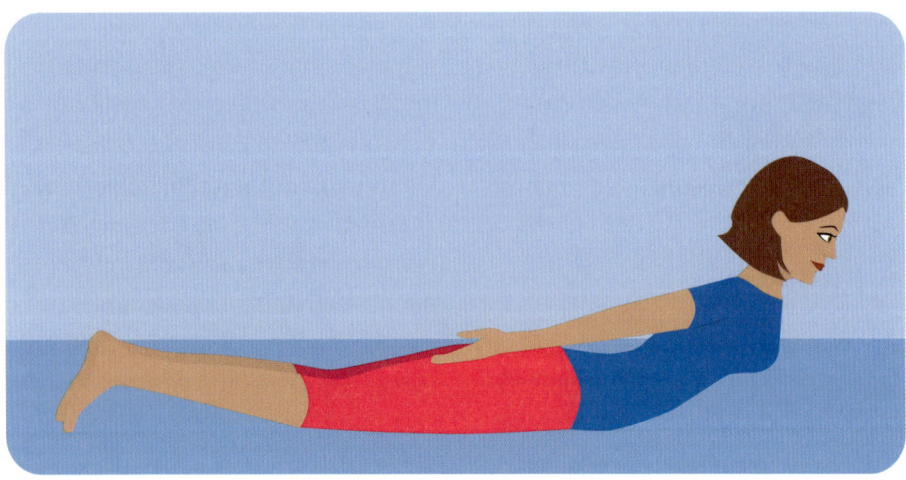

- Beim Einatmen bringen Sie Ihren Körper wieder in die Ausgangsposition zurück.
- Wiederholen Sie die Übung 5-mal.

Variation

Mit folgender Variation trainieren Sie intensiv die gesamte Körperspannung. Heben Sie beim Einatmen zusätzlich zu den Armen Ihre Beine an, sodass diese mit dem Kopf auf einer Höhe sind. Die Handflächen zeigen nach unten. Fortgeschrittene können bis zu 10 Wiederholungen ausführen.

Hilfsmittel

Sie können sich ein zusammengerolltes Handtuch oder ein kleines Kissen unter die Stirn legen. Dadurch wird die Durchführung der Übung angenehmer. Achten Sie jedoch darauf, dass die Unterlage nicht zu hoch ist. Der Kopf sollte eine Verlängerung der Wirbelsäule bilden.

Aufgepasst

Bei den meisten Menschen ist die Rückenmuskulatur nur schwach aus-

Die Wirbelsäule

Die Wirbelsäule kann in drei Abschnitte unterteilt werden: die Hals-, Brust- und Lendenwirbelsäule. Zwischen den Wirbelkörpern liegen die Bandscheiben. Diese können Sie sich wie kleine Wasserkissen vorstellen, die die Erschütterungen auffangen und wie Stoßdämpfer wirken. Mit gezielten Kräftigungsübungen der Muskeln, die die Wirbelsäule stabilisieren, lässt sich Problemen im Rücken vorbeugen. So z. B. auch durch den „Schwan".

gebildet. Beginnen Sie deshalb das Training behutsam, und steigern Sie die Intensität nur langsam. Achten Sie stets darauf, dass Ihr Powerhouse aktiviert ist, indem Sie die Bauchmuskulatur anspannen und sich auf Ihre Körpermitte konzentrieren. Richten Sie Ihren Blick während der gesamten Übung auf den Boden. Dadurch vermeiden Sie eine Überstreckung des Rückens.

Schere

Übungsablauf

- Legen Sie sich auf den Bauch. Die Hände liegen übereinander unter der Stirn. Die Handflächen zeigen nach unten.
- Bleiben Sie kurz in dieser Position, und konzentrieren Sie sich auf den folgenden Ablauf.
- Atmen Sie tief ein, und spannen Sie dabei Ihre Bauchmuskeln an, indem Sie den Bauchnabel nach innen ziehen.
- Heben Sie nun beim Ausatmen Ihr linkes Bein leicht vom Boden ab.

- Die Zehen sind ausgestreckt.
- Kehren Sie beim Einatmen in die Ausgangsposition zurück. Die Wirbelsäule bleibt lang gestreckt.
- Heben Sie beim nächsten Ausatmen das rechte Bein etc.
- Wiederholen Sie die Übung 3- bis 5-mal.

Variation

Wenn Sie schon etwas geübter sind, können Sie zusätzlich zu den Beinen Ihre Arme heben. Legen Sie sich dazu gestreckt auf den Boden. Die Arme befinden sich vor dem Körper, die Handflächen zeigen nach unten.

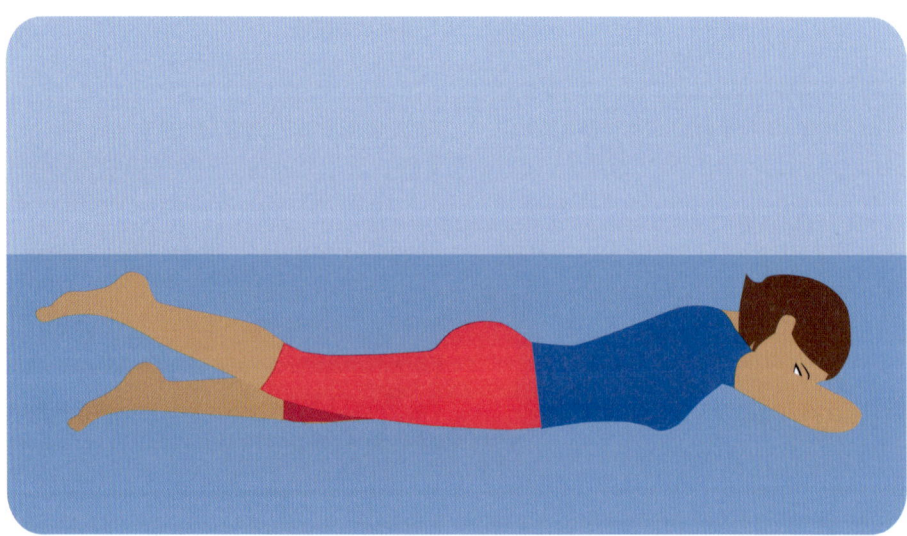

Aktivieren Sie nun Ihr Powerhouse. Heben Sie beim Ausatmen gleichzeitig den rechten Arm und das linke Bein sowie den Kopf und Brustkorb leicht an. Beim Einatmen wechseln Sie die Seite und heben den linken Arm und das rechte Bein. Führen Sie diesen Wechsel bei jedem Atemzug bis zu 5-mal durch.

Steigern Sie die Übung nur langsam, und kehren Sie zunächst nach jedem Wechsel wieder in die Ausgangsposition zurück, damit sich Ihr Rücken behutsam an das Trainingsprogramm gewöhnen kann.

Wenn Sie am Tag nach dem Training Ihren Rücken spüren, haben Sie übrigens wahrscheinlich einen Muskelkater. Lassen die Schmerzen nach 4 Tagen nicht nach, sollten Sie allerdings einen Arzt aufsuchen.

Hilfsmittel

Sie können für die Variation dieser Übung einen Gymnastikball verwenden. Legen Sie sich dafür mit dem Oberkörper auf den Ball, sodass Sie von der Brust bis zum Bauch das Hilfsmittel berühren. Die Unterschenkel liegen am Boden auf. Führen Sie nun

Unterlage

Wenn es Ihnen unangenehm ist, in der Bauchlage auf dem Boden zu liegen, dann verwenden Sie einfach eine Unterlage. Achten Sie jedoch auf die richtige Stärke, denn sie darf nicht zu weich sein! Am besten legen Sie sich auf eine geeignete Gymnastikmatte, einen Teppich oder eine nicht zu weiche Decke. Ungeeignet ist ein Bett oder Sofa.

die Bewegung lediglich mit den Armen durch. Der Blick ist dabei nach unten gerichtet, der Kopf bildet eine Verlängerung der Wirbelsäule.

Aufgepasst

Bevor Sie mit der „Schere" beginnen, sollten Sie den „Schwan" problemlos ausführen können. Die „Schere" erfordert einige Trainingserfahrung. Bei Rückenbeschwerden sollten Sie außerdem ganz auf die Übung verzichten oder Ihr Training mit einem Arzt besprechen.

Bauchformer

Mit den folgenden Übungen trainieren Sie Ihre Bauchmuskulatur besonders effektiv.

The Hundred

Übungsablauf

- Legen Sie sich auf den Rücken, und stellen Sie Ihre Beine auf. Die Arme liegen seitlich neben dem Körper, Ihre Handflächen zeigen nach unten in Richtung Boden.

- Atmen Sie tief ein und aus, und konzentrieren Sie sich auf Ihre Körpermitte.
- Heben Sie beim Ausatmen Ihre Beine in die Luft, wobei Ober- und Unterschenkel einen Winkel von 90 Grad bilden. Atmen Sie in dieser Position weiter.
- Beim Ausatmen heben Sie Ihren Kopf und die Schultern an.
- Zusätzlich führen Sie Ihre Arme nach oben und bewegen sie in kleinen aber schnellen Bewegungen immer auf und ab.
- Diese Pumpbewegung wiederholen Sie bei jedem Ein- und Ausat-

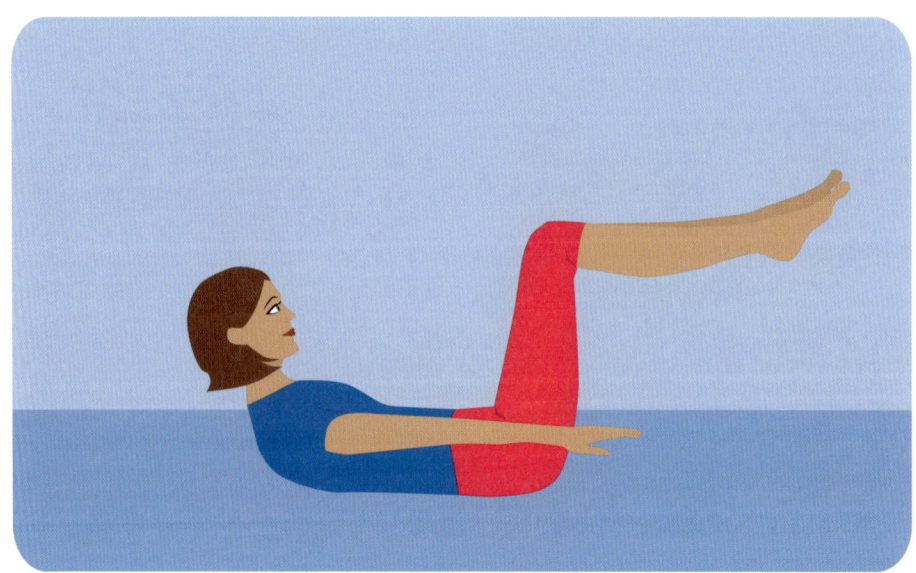

men 5-mal. Mit jedem Atemzug kommen Sie somit auf 10 Wiederholungen.

- Insgesamt wird die Übung 10 Atemzüge lang durchgeführt, was 100 Pumpbewegungen ergibt.
- Wenn das Training zu intensiv ist, können Sie nach 5 Atemzügen eine kurze Pause einlegen. Erst im Anschluss daran führen Sie die Bewegungen zu den restlichen 5 Atemzügen durch.
- Bei dieser Übung ist es besonders wichtig, dass Sie Ihr Powerhouse aktivieren: Ziehen Sie den Bauchnabel nach innen, und drücken Sie die Lendenwirbelsäule in den Boden. Strecken Sie die Arme nur so weit in die Höhe, bis sie parallel zum Boden sind.

Variation

Die Übung wird noch schwieriger, wenn Sie die Beine nicht im rechten Winkel beugen, sondern „The Hundred" mit gestreckten Beinen durchführen. Der Übungsablauf ist der gleiche, es werden lediglich die Beine in einem Winkel von 45 Grad zum Boden in die Höhe gestreckt.

Pumpen

Diese Übung war eine der ersten Schöpfungen von Joseph Pilates. Der Name „The Hundred" leitet sich von der 100-maligen Wiederholung der Pumpbewegung der Arme ab.

Hilfsmittel

Wenn Sie ein Gummiband, wie z. B. ein Theraband®, zu Hause haben, können Sie die Übung leicht variieren: Binden Sie sich das Band um die Unterschenkel, und halten Sie beide Enden mit den Händen fest. Führen Sie nun die Pumpbewegung der Arme, wie beschrieben, durch. Durch die Spannung des Bands entsteht ein leichter Widerstand, der die Übung intensiver gestaltet.

Aufgepasst

Ihr Körper sollte immer eine Verlängerung der Halswirbelsäule bilden. Achten Sie darauf, eine natürliche Haltung einzunehmen und die Beine so ruhig wie möglich zu halten.

Bauchwork-out

Übungsablauf

- Legen Sie sich auf den Rücken.
  Verschränken Sie die Hände hinter
  dem Kopf, und aktivieren Sie Ihr
  Powerhouse, indem Sie Ihre Auf-
  merksamkeit auf die Spannung in
  der Körpermitte lenken und den
  Bauchnabel nach innen ziehen.
- Ziehen Sie beim Ausatmen Ihre
  Beine nacheinander nach oben.
  Die Füße heben vom Boden ab, die
  Ober- und Unterschenkel bilden ei-
  nen 45-Grad-Winkel.

- Atmen Sie nun kurz in dieser Position weiter – so gewöhnen Sie sich
  an die Haltung.
- Beim nächsten Ausatmen heben
  Sie den Oberkörper und berühren
  mit dem linken Ellenbogen das
  rechte Knie, während Sie das
  linke Bein am Boden abstellen.
  Die Körpermitte bleibt ruhig, es
  wird lediglich der obere Rücken
  gedreht.
- Kehren Sie dann in die Ausgangsposition zurück, das Powerhouse
  bleibt aktiviert.
- Atmen Sie wieder ein, und wechseln Sie dabei die Seite: Berühren

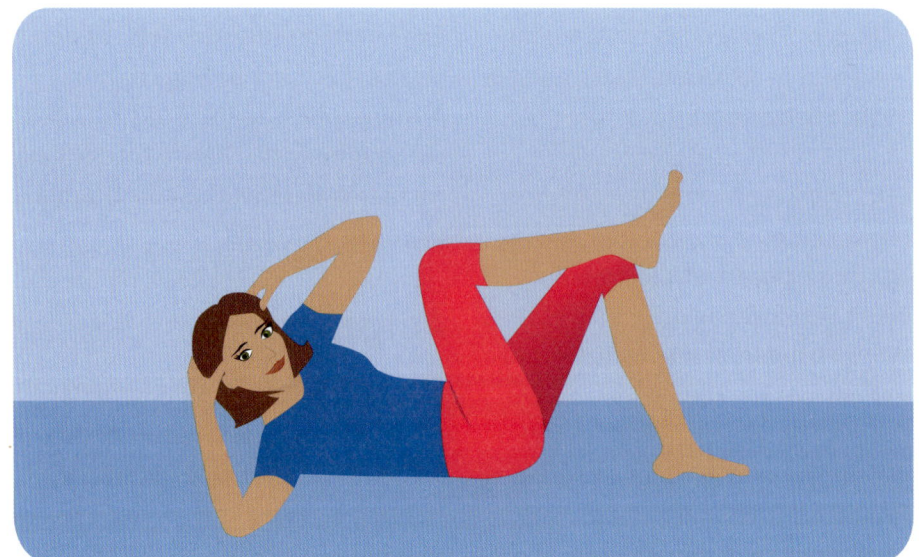

Sie mit dem rechten Ellenbogen das linke Knie, und stellen Sie dabei das rechte Bein auf dem Boden ab. Sie heben also jeweils nur ein Knie und drehen Ihren Oberkörper in die entsprechende Richtung.

- Wiederholen Sie die Übung 2-mal pro Seite.

Variation

Wenn Ihnen die Grundübung leichtfällt, können Sie einen Schritt weitergehen: Kehren Sie in die Ausgangsposition zurück, und verschränken Sie die Hände hinter dem Kopf. Beim Ausatmen heben Sie den Oberkörper an und berühren mit dem linken Ellenbogen das rechte Knie, indem Sie den Oberkörper drehen. Anstatt das linke Bein aufzustellen, strecken Sie es nun gerade nach vorn. Achten Sie darauf, dass das Bein nur knapp über dem Boden ist, diesen aber nicht berührt. Die Zehenspitzen werden bei der Übung nach vorn gestreckt. Beim nächsten Einatmen wechseln Sie die Seite. Führen Sie also den rechten Ellenbogen zum linken Knie, und strecken Sie das rechte Bein nach vorn. Achten Sie darauf, nicht ins

Kräftigung

Die Übung dient der Kräftigung der schrägen, geraden und queren Bauchmuskeln.

Hohlkreuz zu fallen. Die Wirbelsäule befindet sich in der natürlichen Doppel-S-Stellung.

Die Übung kann bis zu 6-mal wiederholt werden. Jedes Bein wird also 3-mal gewechselt.

Aufgepasst

Während der Übung bewegen Sie lediglich den Oberkörper und die Beine. Ihre Körpermitte bleibt ruhig, die Ellenbogen sind nach außen gerichtet. Der Kopf bildet eine Verlängerung der Wirbelsäule und dreht sich ebenfalls mit.

Trainingstipp

Um die Intensität der Übung zu erhalten, ist es wichtig, die Bewegung langsam und konzentriert auszuführen. Nur so stellen Sie schnell eine Stärkung Ihrer Bauchmuskulatur fest.

Beinkräftiger

Ziel der folgenden Übungen ist die Mobilisierung der Hüfte. Nebenbei erhalten Sie einen knackigen Po und durchtrainierte Beine.

Leg-up

Übungsablauf

- Legen Sie sich auf die rechte Körperseite.
- Winkeln Sie das untere Bein nach hinten etwas an, sodass Sie mehr Stabilität erhalten. Das obere Bein bleibt gestreckt.

- Der Kopf liegt auf dem rechten Arm, mit dem Sie eine natürliche Stütze bilden, indem Sie ihn anwinkeln.
- Legen Sie die Handfläche des linken Arms auf Ihren Bauch, oder stützen Sie sich damit auf der Unterlage ab.
- Achten Sie darauf, dass Ihr Körper eine gerade Linie bildet, indem die Schultern und Hüftknochen senkrecht übereinanderliegen. Ihr Oberkörper sollte nicht nach hinten fallen.
- Konzentrieren Sie sich auf die Körpermitte und Ihre Atmung.
- Aktivieren Sie beim Ausatmen Ihr Powerhouse.

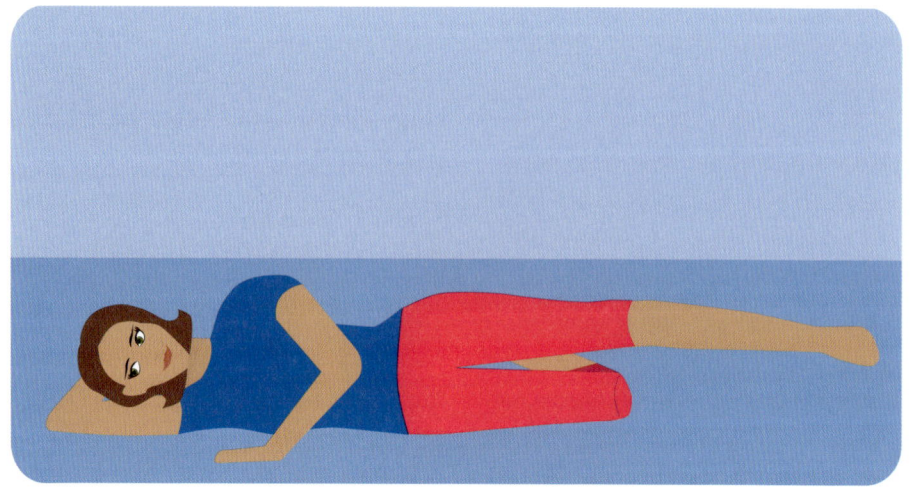

- Heben Sie beim nächsten Einatmen das obere Bein hüfthoch an. Es bleibt die ganze Zeit über gestreckt. Der Oberkörper ruht in der Ausgangsposition.
- Beim Ausatmen senken Sie das Bein wieder etwas ab, ohne es ganz am Boden abzulegen. Wiederholen Sie das Heben und Senken des Beins 8-mal, und kehren Sie dann in die Ausgangsposition zurück.
- Nach einer kurzen Pause wechseln Sie die Seite und beginnen die Übung mit dem anderen Bein. Sie heben also das rechte Bein hüfthoch an.

Variation

Wenn Ihnen der „Leg-up" leichtfällt und Sie sich dabei wohlfühlen, können Sie die Übung folgendermaßen variieren: Anstatt das untere Bein anzuwinkeln, legen Sie es ausgestreckt auf den Boden. Ihr Körper bildet so eine gerade Linie. Heben Sie nun beim Ausatmen das obere Bein parallel zum unteren Bein hüfthoch an, und führen Sie die Übung wie oben beschrieben durch.

Kleine Bewegung

Bei dieser Übung ist es besonders wichtig, dass die Bewegung des oberen Beins sehr gering ist. Spüren Sie bewusst die Arbeit Ihrer Muskeln, arbeiten Sie präzise, und lassen Sie sich genügend Zeit.

Hilfsmittel

Sie können die Intensität der Übung steigern, indem Sie ein Gummiband als Hilfsmittel heranziehen. Knoten Sie das Band um Ihre Knöchel, und führen Sie so die Übung durch. Achten Sie darauf, das Gummiband nicht zu eng zu spannen. Sie sollten nur einen leichten Widerstand spüren, wenn Sie das obere Bein hüfthoch anheben.

Trainingstipp

Alle Pilatesübungen lassen sich besser ausführen, wenn Sie auf Ihren Körper hören. Das Tempo bestimmen Sie selbst. Achten Sie zudem auf eine tiefe und bewusste Atmung.

Double Leg-up

Übungsablauf

- Legen Sie sich auf die rechte Körperseite.
- Stützen Sie Ihren Kopf auf den rechten, angewinkelten Arm. Mit der linken Hand stützen Sie sich vor dem Körper auf dem Boden ab.
- Die geschlossenen, gestreckten Beine werden ein paar Zentimeter nach vorn abgelegt. Beine und Oberkörper bilden also keine gerade Linie. Die Zehen sind durchgestreckt, die Füße werden leicht nach außen gedreht.
- Konzentrieren Sie sich auf Ihre Atmung, und bleiben Sie einige

Zeit in dieser Position, bis Sie sich an die Haltung gewöhnt haben.
- Aktivieren Sie Ihr Powerhouse.
- Beim Einatmen heben Sie gleichzeitig beide Beine an.
- Achten Sie darauf, dass sich Ihre Fersen berühren und die Beine geschlossen bleiben.
- Beim Ausatmen senken Sie Ihre Beine bis knapp über den Boden ab.
- Heben und senken Sie nun beide Beine 5-mal.
- Bei der letzten Wiederholung legen Sie die Beine am Boden ab und bleiben noch einige Minuten in der Ausgangsposition liegen. Dabei strecken Sie den unteren Arm aus und legen den Kopf da-

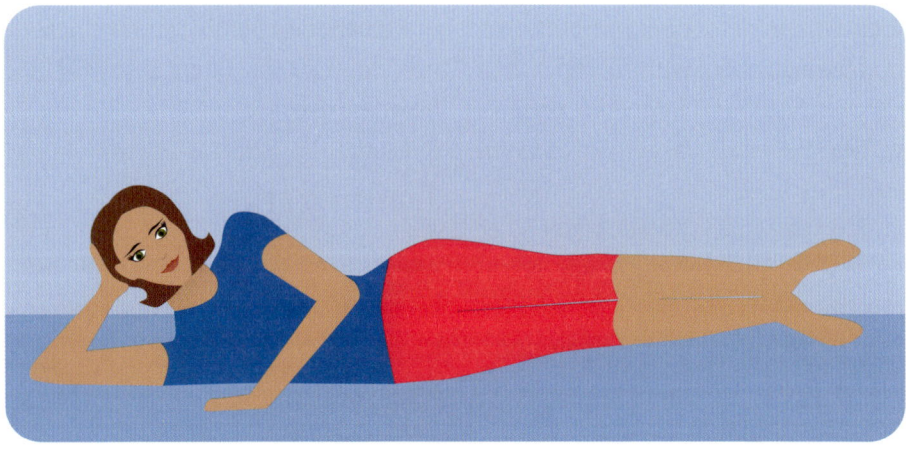

rauf ab. Sie können sich dadurch schneller entspannen, bevor Sie sich auf die andere Körperseite drehen und die Übung erneut durchführen.

Hilfsmittel

Wenn Sie Schmerzen beim Aufstützen empfinden, können Sie bei dieser Übung Ihren Kopf auf ein zusammengerolltes Handtuch oder kleines Kissen legen.

Aufgepasst

Beugen Sie während der gesamten Übung lediglich Ihre Hüfte, der Oberkörper bildet eine gerade Linie. Wie bei allen Pilatesübungen ist auch hier die Aktivierung Ihrer Körpermitte Voraussetzung für eine exakte Durchführung: Ziehen Sie den Bauchnabel zur Wirbelsäule, und aktivieren Sie so Ihr Powerhouse.

Trainingstipp

Am besten lässt sich die Übung ausführen, wenn Sie das Tempo der Hebebewegung Ihrer Atmung anpassen.

Für Fortgeschrittene

Wenn Sie die Übung problemlos beherrschen, können Sie die Anzahl der Wiederholungen steigern. Anstatt der 5-maligen Wiederholung versuchen Sie es einfach mit 8 Wiederholungen auf jeder Körperseite. Hören Sie bewusst auf Ihren Körper, er gibt Ihnen die Anzahl der Wiederholungen vor.

Falls es Ihnen zu unbequem ist, den Kopf auf den Arm zu stützen und sie auch kein Handtuch oder Kissen griffbereit haben, können Sie folgende Variation ausprobieren: Legen Sie den unteren Arm in Verlängerung der Wirbelsäule locker gestreckt auf dem Boden ab. Der Kopf ruht auf dem Oberarm. Um Rückenbeschwerden vorzubeugen, sollte der Nacken ganz gerade sein. Der Blick geht nach vorn. Bedenken Sie allerdings auch folgenden Nachteil dieser Variante: Im Gegensatz zur Grundübung wird die Taille nicht mittrainiert.

Rückenpower

D ie folgenden Übungen dehnen Ihre Wirbelsäule und beugen Rückenbeschwerden vor. Zusätzlich steigern sie Ihre allgemeine Beweglichkeit. Dieses Work-out lässt sich problemlos zwischendurch ausführen.

Lange Brücke

Übungsablauf

- Gehen Sie in den Vierfüßlerstand: Die Hände befinden sich unter der Schulter, die Knie setzen unter der Hüfte auf.
- Atmen Sie tief ein, aktivieren Sie Ihr Powerhouse, und machen Sie Ihre Wirbelsäule ganz lang.
- Beim Ausatmen heben Sie den rechten Arm und strecken ihn waagrecht nach vorn. Der Oberkörper bleibt dabei ruhig, der Blick ist weiterhin zum Boden gerichtet, der Nacken lang.
- Beim Einatmen kehren Sie in die Ausgangsposition zurück, indem Sie den Arm absenken.
- Wiederholen Sie die Übung 5-mal mit dem rechten Arm.

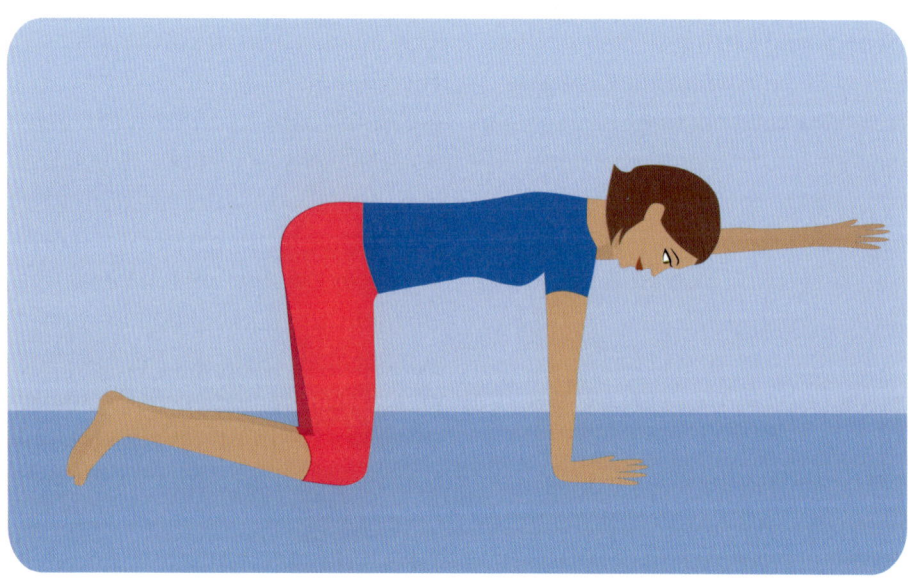

- Führen Sie dann den gleichen Bewegungsablauf mit dem linken Arm ebenfalls 5-mal durch.
- Anschließend kehren Sie in die Ausgangsstellung zurück und wiederholen die Übung mit den Beinen. Konzentrieren Sie sich auf Ihre Körpermitte. Beim Ausatmen strecken Sie das rechte Bein nach hinten, bis es eine gerade Linie mit dem Rücken bildet. Atmen Sie ein, und beugen Sie das Bein wieder ab.
- Führen Sie auch hier die Bewegung 5-mal durch, und wiederholen Sie die Übung anschließend 5-mal mit dem linken Bein.
- Wenn Sie schon etwas Übung mit Ihrer Koordination haben, können Sie die Beine auch abwechselnd strecken.

Variation

Die Übung wird etwas schwieriger, wenn Sie die Arm- und Beinbewegung kombinieren. Beim Ausatmen heben Sie den rechten Arm und das linke Bein, beim Einatmen kehren Sie in die Ausgangsposition zurück. Wiederholen Sie nun anschließend die Übung auf der anderen Seite.

Stabilisierung

Diese Übung eignet sich besonders gut zur Stabilisierung Ihres Zentrums und zur Kräftigung des Powerhouse.

Hilfsmittel

Treten während des Trainings Knieprobleme auf, können Sie ein Handtuch unterlegen. Hilft auch das nichts, sollten Sie auf diese Übung verzichten.

Aufgepasst

Achten Sie beim Strecken des Beins darauf, dass Ihr Becken gerade bleibt und die Hüfte nicht auf eine Seite kippt.

Trainingstipp

Während dieser Übung ist es besonders wichtig, dass Kopf und Wirbelsäule eine Linie bilden. Am besten gelingt das, wenn Sie den Blick nach unten richten. So verhindern Sie, Ihren Nacken zu überstecken.

Langkörperrolle

Übungsablauf

- Legen Sie sich auf den Rücken. Der Körper ist gerade, die Zehen sind angezogen.
- Richten Sie Ihren Blick nach oben, und legen Sie die Hände seitlich neben Ihren Körper. Die Beine werden möglichst fest zusammengedrückt.
- Konzentrieren Sie sich in dieser Position auf Ihre Atmung, und gehen Sie in Gedanken den folgenden Bewegungsablauf durch.

- Aktivieren Sie beim Ausatmen Ihr Powerhouse, ziehen Sie den Bauchnabel nach innen. Strecken Sie Ihre Arme nach oben.
- Beim Ausatmen legen Sie die Arme nach hinten ab, die Handflächen zeigen nach oben. Der Körper ist nun völlig gestreckt, lediglich die Zehen weisen zur Decke.
- Beim nächsten Einatmen rollen Sie Ihren Körper langsam auf, die Arme ziehen dabei in Bewegungsrichtung nach vorn.
- Beim Ausatmen beugen Sie Ihren Rücken nach vorn zu den Beinen.

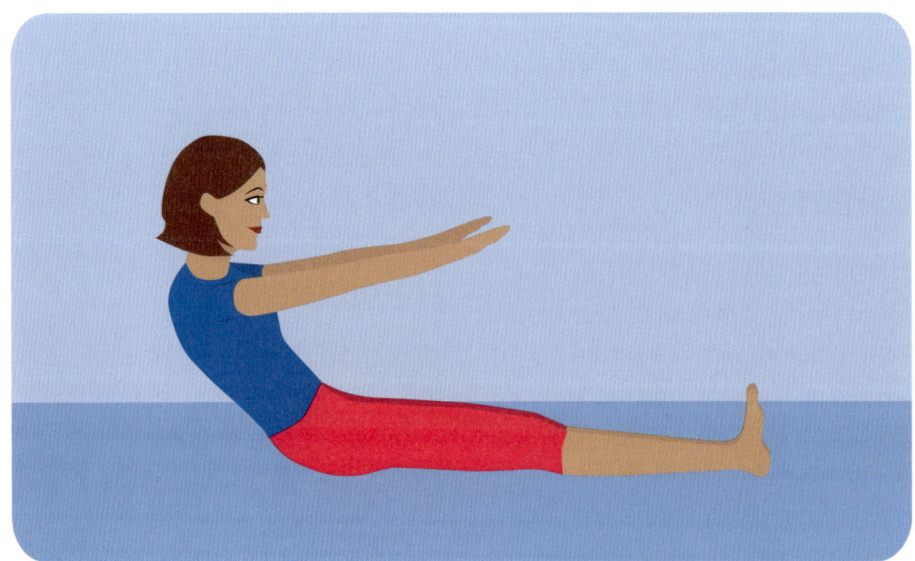

- Atmen Sie ein, und rollen Sie sich langsam nach hinten in die Ausgangsposition zurück. Achten Sie darauf, dass die Beine die ganze Zeit über auf dem Boden liegen bleiben.
- Wiederholen Sie die Übung 3-mal.

Hilfsmittel

Sie können die Übung etwas einfacher gestalten, indem Sie ein Gummiband zu Hilfe nehmen. Dadurch gewöhnen Sie sich langsam an die Rollbewegung und können die Übung exakter ausführen. Setzen Sie sich dafür mit aufgestellten Beinen auf den Boden, und legen Sie das Band um Ihre Füße. Fassen Sie die Enden mit den Händen. Es sollte leicht gespannt sein. Beginnen Sie nun mit der Übungsabfolge: Rollen Sie sich also langsam nach hinten ab. Vermutlich spüren Sie sogleich, wie sich die Übung mit dem angespannten Band präziser durchführen lässt. Wenn Sie ein Gefühl für die korrekte Ausführung bekommen haben, können Sie die Langkörperrolle ohne Hilfsmittel, wie in der Grundübung beschrieben, ausprobieren.

Für Aktive

Die Übung kann im Schwierigkeitsgrad gesteigert werden, indem Sie die Anzahl der Wiederholungen erhöhen. Fortgeschrittene führen die Langkörperrolle 6-mal durch. Achten Sie dennoch auf einen langsamen und exakten Bewegungsablauf.

Aufgepasst

Achten Sie in der gestreckten Position darauf, dass Ihre Wirbelsäule eine neutrale Position einnimmt: Bilden Sie kein Hohlkreuz, runden Sie aber auch den Rücken nicht zu stark.

Trainingstipp

Stellen Sie sich bei dieser Übung vor, dass Sie jemand bei den Händen nimmt und gerade aufrichtet. Arbeiten Sie nicht mit Schwung, sondern allein mit der Kraft Ihrer Bauchmuskulatur. Passen Sie die Bewegung an Ihren Atemrhythmus an. Die Schultern ziehen weg von den Ohren.

Koordination

Keine Sorge, falls Ihnen diese Übungseinheit zu Beginn nicht gerade leichtfällt. Das Work-out ist für Anfänger relativ anspruchsvoll. Wenn Sie regelmäßig üben, werden Sie allerdings recht schnell Trainingsfortschritte erkennen. Und das Work-out lohnt sich: Sie verbessern damit spürbar Ihr Koordinationsvermögen, stärken Ihren Po und kräftigen die Oberschenkel und Ihren Bauch. Ganz nebenbei wird Ihre Haltung verbessert.

Schulterbrücke

Übungsablauf

- Legen Sie sich auf den Rücken, und stellen Sie Ihre Beine hüftbreit auf. Ober- und Unterschenkel bilden einen 45-Grad-Winkel.
- Die Arme liegen neben dem Körper, die Handflächen zeigen nach unten.
- Atmen Sie tief ein und aus, und entspannen Sie Ihren Oberkörper in dieser Position.
- Beim Ausatmen kippen Sie das Becken zum Brustkorb und ziehen

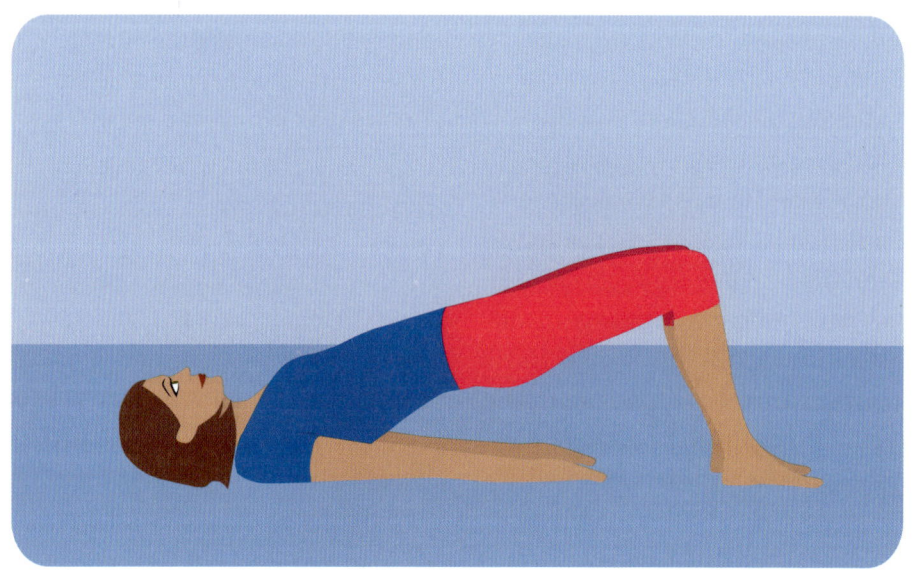

Ihren Bauchnabel nach innen in Richtung Wirbelsäule. Dadurch spannen Sie Ihre Bauchmuskeln an und verfallen nicht in ein ungesundes Hohlkreuz.

- Heben Sie nun Ihren Oberkörper Wirbel für Wirbel vom Boden ab. Beginnen Sie die Bewegung beim Steißbein, und enden Sie bei den Schulterblättern. Der Körper bildet schließlich eine Brücke.
- Beim nächsten Einatmen bleiben Sie noch in dieser Position. Spüren Sie die Spannung in den Bauchmuskeln.
- Mit dem Ausatmen kehren Sie wieder in die Ausgangsposition zurück. Auch bei dieser Bewegung ist es wichtig, dass Sie langsam, Wirbel für Wirbel, Ihren Oberkörper absenken. Zuletzt legen Sie das Steißbein am Boden ab.
- Wiederholen Sie die Übung 5-mal.

Variation

Legen Sie sich in der oben beschriebenen Ausgangsstellung auf den Boden. Atmen Sie tief ein, und heben Sie Ihren Oberkörper Wirbel für Wirbel an, bis Sie in der Brückenstellung an-

> # Achtung
>
> Die Halswirbelsäule bleibt während der gesamten Übung am Boden, heben Sie Ihren Oberkörper nur bis zu den Schulterblättern an!

gelangt sind. Stützen Sie sich mit dem Ellenbogen und den Oberarmen am Boden auf, und legen Sie die Hände in die Hüfte. Die Ellenbogen befinden sich unter den Händen. Beim Einatmen strecken Sie das rechte Bein gerade nach oben, beim Ausatmen senken Sie es wieder auf Hüfthöhe ab. Es zeigt nun gestreckt parallel zum linken Oberschenkel nach vorn. Beim nächsten Einatmen wird das Bein wieder senkrecht nach oben angehoben. Wiederholen Sie die Übung 3-mal. Stellen Sie dann das Bein ab, und führen Sie die Übung mit der anderen Seite aus.

Aufgepasst

Heben Sie das Becken nicht ruckartig in die Höhe, sondern rollen Sie sich Wirbel für Wirbel auf.

Beinkreisen

Übungsablauf

- Legen Sie sich auf den Rücken. Die Beine sind gestreckt, die Arme liegen seitlich neben dem Körper. Die Handflächen zeigen nach unten, der Blick ist zur Decke gerichtet.
- Konzentrieren Sie sich auf Ihre Körpermitte, und achten Sie auf eine gleichmäßige Atmung.
- Atmen Sie tief aus, und spannen Sie dabei Ihre Bauchmuskulatur an, ziehen Sie also den Bauchnabel nach innen.

- Heben Sie nun das rechte Bein senkrecht nach oben, und lassen Sie es kreisen. Stellen Sie sich vor, mit dem Fuß einen großen Kreis an die Decke zu zeichnen, und fahren Sie die Rundung in Ihrer Bewegung nach.
- Beim Einatmen führen Sie das Bein nach links in Richtung Körper, beim Ausatmen kreisen Sie es nach außen. Anschließend kehren Sie wieder in die Mitte zurück.
- Während der gesamten Übung bleibt das andere Bein ausgestreckt am Boden liegen. Falls Ihnen die Übung in dieser Posi-

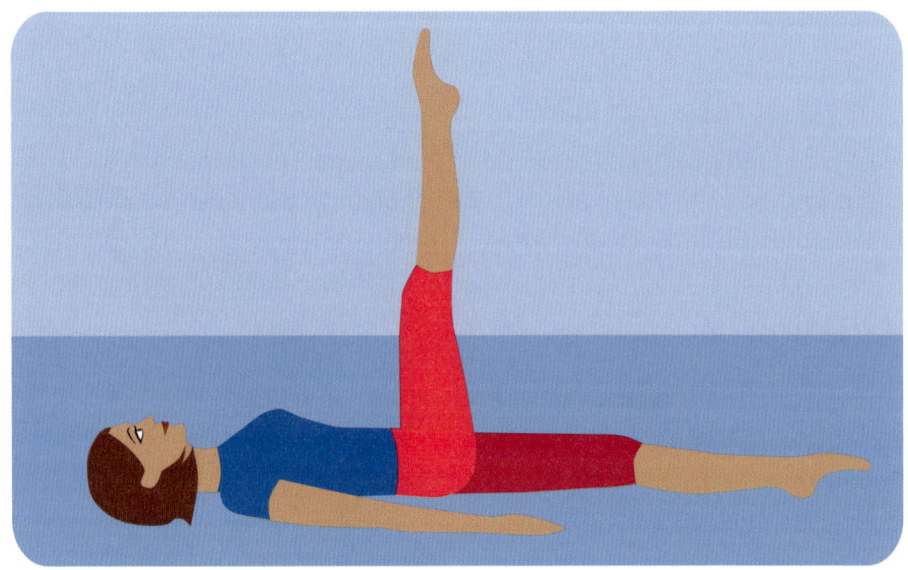

tion zu schwierig ist, können Sie es allerdings auch gerne angewinkelt hinstellen.

- Wiederholen Sie die Übung 5-mal, und wechseln Sie dann die Seite.

Variation

Die Übung lässt sich problemlos im Schwierigkeitsgrad steigern, indem Sie den Radius der Kreisbewegung vergrößern. Folgen Sie einfach der Anleitung, und „zeichnen" Sie mit dem Bein einen größeren Kreis an der Decke nach. Wiederholen Sie die Übung 5-mal mit jedem Bein im Uhrzeigersinn und dann 5-mal gegen den Uhrzeigersinn.

Hilfsmittel

Einfacher funktioniert der Beinkreis, wenn Sie ein Gummiband als Hilfsmittel verwenden. Begeben Sie sich dafür in Rückenlage, und stellen Sie das linke Bein auf. Legen Sie nun das Gummiband um die Fußsohle des rechten Beins. Fassen Sie die Enden des Bands mit den Händen, und strecken Sie das Bein nach oben. Beginnen Sie anschließend mit den Beinkreisen,

Beweglichkeit

Der Beinkreis fördert nicht nur Ihre Beweglichkeit, sondern trainiert auch die gesamte Muskulatur im Hüftbereich und stärkt zusätzlich Ihr Powerhouse.

wobei Sie das Band stets nach unten zum Boden ziehen.

Aufgepasst

Die Übung sieht sehr einfach aus, erfordert jedoch ein hohes Maß an Konzentration und eine exakte Ausführung der kreisenden Bewegung. Achten Sie darauf, Ihre Schulterblätter nach unten zu ziehen und die Bewegung lediglich aus dem Hüftgelenk heraus auszuführen. Der restliche Körper liegt fest auf dem Boden. Insbesondere die Körpermitte, das Powerhouse, bleibt ganz stabil. Zur Kontrolle können Sie Ihre Hände auf den Hüftknochen legen: Die Hüfte darf sich nicht bewegen. Passen Sie das Tempo der Beinbewegung an Ihren Atemrhythmus an.

Balance

Work-outs in der Seitenlage zeigen sehr schnell, wie es um
Ihre Körperstabilität und das Gleichgewicht bestellt ist. Wenn Sie die folgenden Übungen ausführen, werden
Sie zudem Unterschiede zwischen
Ihren beiden Körperseiten feststellen.
Das ist ganz normal, lassen Sie sich
dadurch nicht entmutigen. Probieren
Sie die Übungen einfach aus: Mit jeder Wiederholung trainieren Sie gezielt Ihre Stabilität und kräftigen nebenbei noch Ihre Beine und natürlich
auch das Powerhouse, die Mitte Ihres
Körpers.

Seitlich kreisen

Übungsablauf

- Legen Sie sich auf Ihre rechte
  Körperseite, und strecken Sie die
  Beine aus. Der Kopf liegt auf der
  rechten Hand, mit der linken Hand
  stützen Sie sich vor Ihrem Brustkorb am Boden ab.
- Aktivieren Sie Ihre Körpermitte,
  ziehen Sie Ihren Bauchnabel also
  in Richtung Wirbelsäule.
- Heben Sie beim Einatmen Ihr linkes Bein hüfthoch an, und bewegen Sie es nach vorn. Es bleibt die
  ganze Zeit über parallel zum
  Boden.

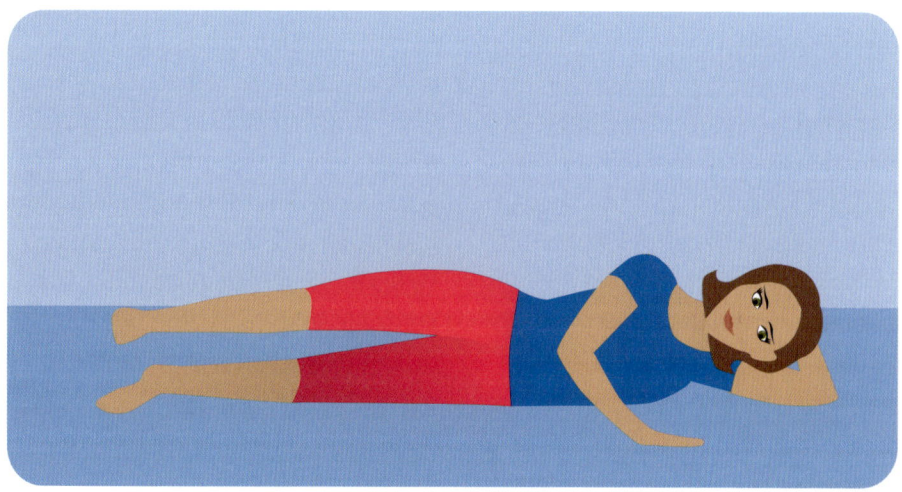

- Beim Ausatmen bewegen Sie das Bein wieder nach hinten in die Ausgangsposition zurück.
- Beine und Zehen bleiben während der gesamten Übung gestreckt.
- Wiederholen Sie die Übung 5- bis 10-mal.
- Drehen Sie sich im Anschluss auf die linke Körperseite, und wiederholen Sie die Übung mit dem anderen Bein.

> ## Gleichgewicht
>
> Sie haben bei dieser Übung Probleme damit, das Gleichgewicht zu halten? Dann probieren Sie folgende Variation aus: Anstatt das untere Bein auszustrecken, legen Sie es angewinkelt auf den Boden. Dadurch erhalten Sie mehr Stabilität.

Variation

Wenn Sie die Übung gut beherrschen, können Sie einen Schritt weitergehen. Führen Sie die Übung wie oben beschrieben aus. Beginnen Sie jedoch zusätzlich, mit dem Bein, das Sie nach vorn strecken, kleine Kreise zu ziehen. Achten Sie darauf, dass Sie beim Einatmen nach oben und hinten kreisen und beim Ausatmen nach vorn zurückkehren. Die Kreisbewegung sollte rund und flüssig sein.

Hilfsmittel

Wenn Sie es als unangenehm empfinden, Ihren Kopf auf dem unteren Arm abzustützen, können Sie auch ein zusammengefaltetes Handtuch zu Hilfe nehmen: Strecken Sie ihren unteren Arm nach hinten, sodass der Körper eine gerade Linie bildet, und legen Sie das Handtuch darauf. Ihr Kopf kann dann angenehm darauf ruhen.

Aufgepasst

Weichen Sie nicht mit dem Oberkörper nach hinten aus, und heben Sie das obere Bein nie weiter als bis zur Hüfte an. Mithilfe eines Tricks können Sie überprüfen, ob Ihr Körper während der gesamten Übung in einer geraden Linie bleibt: Orientieren Sie sich dafür einfach am Rand Ihrer Trainingsmatte.

Side-Bend

Übungsablauf

- Setzen Sie sich auf Ihre Knie. Wechseln Sie nun die Position, indem Sie Ihren Po links neben den angewinkelten Beinen auf dem Boden absetzen. Stützen Sie sich mit der linken Hand am Boden auf. Der Arm befindet sich direkt unter der Schulter. Aktivieren Sie beim Ausatmen Ihr Powerhouse.
- Beim nächsten Ausatmen heben Sie Ihr Becken. Gleichzeitig strecken Sie das rechte Bein. Achten Sie darauf, dass Schulter, Becken und Beine eine Linie bilden. Ihr Nacken ist ganz lang.
- Der rechte Arm bleibt auf der Körperseite liegen. Fortgeschrittene können ihn aber auch alternativ über den Kopf strecken, sodass ihr Bein und der Arm eine Gerade formen.
- Atmen Sie einmal tief ein und wieder aus, und kehren Sie dann in die Ausgangsposition zurück.
- Wiederholen Sie die Übung 3-mal und wechseln Sie dann die Seite.

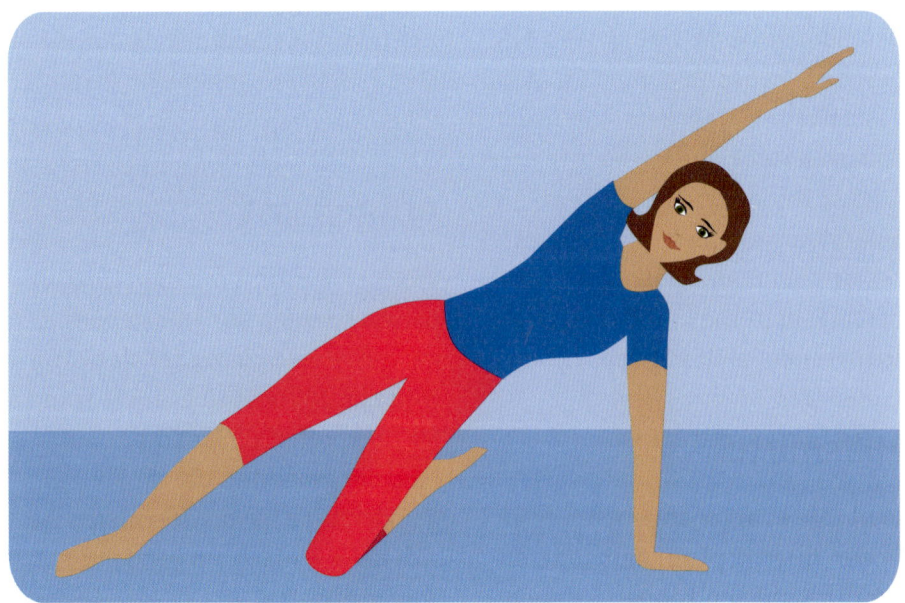

Variation

Wenn Sie die Übung gut beherr-schen, können Sie folgende Variation ausprobieren: Setzen Sie sich in die Ausgangsposition. Beim Einatmen heben Sie die Hüfte und strecken beide Beine. Legen Sie das linke Bein einige Zentimeter hinter das rechte. Strecken Sie den rechten Arm über den Kopf und nach hinten. Sie ma-chen die Übung richtig, wenn Sie eine Dehnung in der rechten Kör-perseite spüren. Legen Sie beim Ausatmen den Arm wieder zurück auf das rechte Bein, und senken Sie Ihre Hüfte langsam ab. Beim Einatmen wiederholen Sie die Übung. Insge-samt wird diese Variation 3-mal auf jeder Seite durchgeführt.

Aufgepasst

Sie werden schnell feststellen, dass der „Side-Bend" sehr anstrengend ist. Es ist daher besonders wichtig, auf eine gleichmäßige und ruhige Atmung zu achten. Beginnen Sie mit der leichten Variante, und steigern Sie behutsam die Intensität Ihres Trainings. Um zu kontrollieren, ob Ihr

Zu schwierig?

Bereitet Ihnen diese Übung an-fangs Probleme, können Sie beide Unterschenkel angewin-kelt auf dem Boden liegen las-sen. Schieben Sie bei dieser Variation nur das Becken und die Oberschenkel nach oben, sodass sie mit dem Oberkörper eine gerade Linie bilden.

Körper eine gerade Linie bildet, kön-nen Sie sich am Rand Ihrer Unterlage orientieren. Da die Übung die Armge-lenke besonders beansprucht, sollten Sie eine Unterlage wählen, die nicht zu hart ist. Bei Schmerzen können Sie zusätzlich ein dünnes Handtuch un-ter den abgestützten Arm legen.

Trainingstipp

Auch bei dieser Übung ist die Kör-perstabilität wichtig. Wenn Sie sich bewusst auf Ihre Körpermitte kon-zentrieren, fällt es Ihnen leichter, das Gleichgewicht zu halten und auf diese Weise die Übung stabil durch-zuführen.

Im Stütz

Die folgenden Übungen werden im Stütz durchgeführt. Sie erfordern bereits etwas Übung, weil Sie dafür viel Kraft und Koordination benötigen. Konzentrieren Sie sich deshalb besonders gut auf den Bewegungsablauf. Lassen Sie sich die Zeit, die Sie brauchen, und hören Sie auf Ihr Körpergefühl. Gönnen Sie sich eine Pause, wenn Ihnen die Bewegung zunehmend schwerer fällt.

Push-up

Übungsablauf

- Sie stehen aufrecht auf dem Boden und atmen dabei tief ein und aus. Stellen Sie sich vor, dass Ihr Kopf von einer Schnur nach oben gezogen wird. Dadurch richtet sich Ihr Körper automatisch auf.
- Aktivieren Sie Ihr Powerhouse.
- Beim Ausatmen rollen Sie Ihre Wirbelsäule langsam nach unten ab und beugen Ihre Beine leicht.

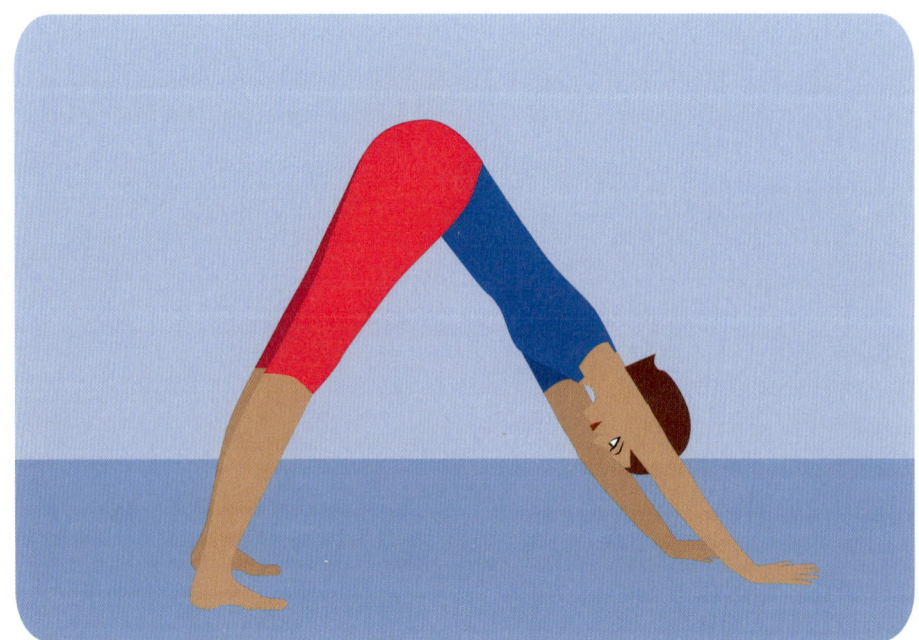

- Sobald Sie den Boden mit den Händen berühren, atmen Sie wieder ein und tasten sich mit den Händen nach vorn, bis Sie mit Ihrem Körper ein Dreieck formen. Wichtig dabei ist, dass Ihre Fersen am Boden haften und Ihr Kopf mit dem Rücken und den Händen eine gerade Linie bildet.
- Beim Ausatmen senken Sie Ihre Knie, bis diese den Boden berühren. Die Fersen heben vom Boden ab.
- In dieser Position führen Sie nun Liegestützen durch, indem Sie beim Einatmen Ihre Arme beugen und bei der nächsten Ausatmung wieder strecken.
- Tasten Sie sich anschließend wieder mit den Händen in das Dreieck zurück.
- Beim nächsten Ausatmen rollen Sie Ihre Wirbelsäule langsam auf und strecken dabei die Beine. Nun befinden Sie sich wieder in der Ausgangsposition.
- Wiederholen Sie die Übung 3-mal.

Variation

Die Übung lässt sich in der Schwierigkeit steigern, indem Sie den Liege-

Ohne Liegestütz

Wenn es Ihnen schwerfällt, einen Liegestütz zu machen, dann führen Sie die Übung zunächst ohne die Ausführung dieser Bewegung durch.

stütz nicht mit angewinkelten, sondern mit gestreckten Beinen durchführen. Gehen Sie bei der Übung wie oben beschrieben vor. Anstatt die Knie nach dem Dreieck abzulegen, senken Sie einfach Ihr Becken beim Ausatmen in eine waagrechte Position. Die Hände sind unter den Schultern, die Ellenbogen ziehen in Richtung Taille. Konzentrieren Sie sich darauf, dass Ihr Körper eine gerade Linie bildet und dass Sie beim Einatmen die Arme beugen und beim Ausatmen wieder strecken. Wiederholen Sie die Übung 5-mal.

Trainingstipp

Bei dieser Übung ist es besonders wichtig, dass Sie sich auf Ihre Atmung konzentrieren, die das Bewegungstempo vorgibt.

Leg-Pull

Übungsablauf

- Nehmen Sie den Vierfüßlerstand ein. Knien Sie sich dafür hüftbreit auf den Boden, und stützen Sie Ihre Hände unter den Schultern auf. Ihr Oberkörper bildet eine Waagrechte.
- Aktivieren Sie Ihr Powerhouse.
- Beim Einatmen heben Sie das rechte Bein gestreckt nach hinten, die Zehen sind ebenfalls gestreckt. Der Blick bleibt nach unten gerichtet, der Kopf bildet eine Verlängerung der Wirbelsäule. Das angehobene Bein, das Becken und die Schultern formen eine gerade Linie.
- Beim Ausatmen beugen Sie das Bein wieder und setzen es am Boden ab.
- Nun folgt das linke Bein. Wiederholen Sie die Übung 5-mal auf jeder Seite.

Variation

Unterarmstütz: Schwieriger wird die Übung, wenn Sie statt des Vier-

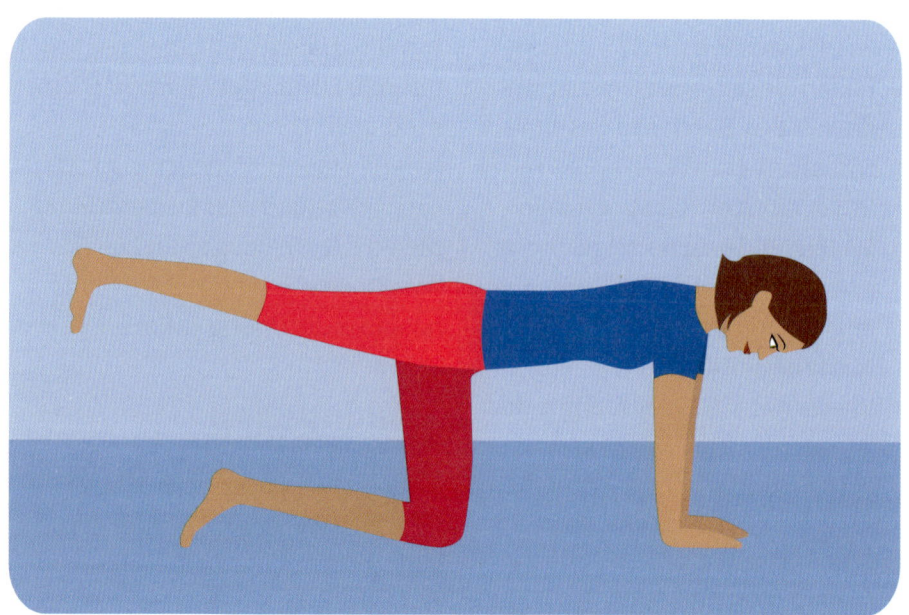

füßlerstands Ihren Oberkörper auf die Unterarme legen und nicht die Unterschenkel, sondern lediglich die Fußballen den Boden berühren. Sie halten also den Körper wie im Liegestütz, abgesehen davon, dass die Arme gebeugt sind und die Unterarme auf dem Boden liegen. Atmen Sie tief ein, und heben Sie beim Ausatmen das rechte Bein gestreckt nach oben. Ihr Oberkörper bleibt dabei stabil. Beim nächsten Ausatmen schieben Sie die linke Ferse nach hinten und unten, beim Einatmen kehren Sie wieder zurück. Das rechte Bein bleibt dabei ruhig und weiterhin angehoben. Beim Ausatmen senken Sie das rechte Bein wieder zum Boden. Die Übung wird nun mit dem linken Bein durchgeführt und insgesamt 2-mal pro Seite wiederholt.

Profistütz: Fortgeschrittene Pilatesfans können den „Leg-Pull" mit ausgestreckten Armen, also in der Liegestützhaltung, durchführen. Die Beine werden auf den Fußballen abgestützt. Achten Sie darauf, Ihre Hüfte nicht abzusenken, während Sie das Bein anheben. Führen Sie den „Profistütz" je Seite 3-mal aus. Wechseln Sie bei jeder Wiederholung das Bein.

Das bringt's

Mit dieser Übung dehnen Sie vor allem Ihre Waden und die Achillessehnen. Nebenbei verbessern Sie Ihre Ganzkörperspannung.

Aufgepasst

Diese Übung erfordert ein hohes Maß an Konzentration und ein starkes Powerhouse. Führen Sie sie also erst durch, wenn Sie bereits einige Erfahrung mit einfacheren Pilatesübungen sammeln konnten. Ihr Oberkörper sollte die ganze Zeit über ruhig bleiben, das Powerhouse ist durchgehend aktiviert. Ziehen Sie den Bauchnabel also kontinuierlich nach innen. Die Bewegung geht allein von den Beinen aus. Passen Sie das Tempo Ihrem Atemrhythmus an. Falls Sie während der Ausführung Schmerzen im Hand- oder Schultergelenk bemerken, können Sie ein Handtuch oder eine dünne Decke unterlegen. Wenn das auch nicht hilft, sollten Sie am besten ganz auf den „Leg-Pull" verzichten.

Stretch & Power

Die Übung „Leg-Stretch" hilft Ihnen, Ihre Beine zu dehnen und das Powerhouse zu stärken. Bei regelmäßiger Anwendung fördert sie zudem langfristig die Koordination und Konzentration.
Die Übung „Korkenzieher" stärkt die Beckenbodenmuskulatur. Beide Übungen eignen sich für Anfänger und für Fortgeschrittene.

Leg-Stretch

Übungsablauf

- Legen Sie sich auf den Rücken. Die Arme befinden sich neben dem Körper, die Handflächen zeigen nach unten. Der Blick ist nach oben gerichtet.
- Winkeln Sie Ihre Beine an, und heben Sie die Fußsohlen vom Boden ab. Ihre Knie sollten in etwa bis zum Bauch nach oben gezogen werden. Aktivieren Sie nun Ihr Powerhouse.

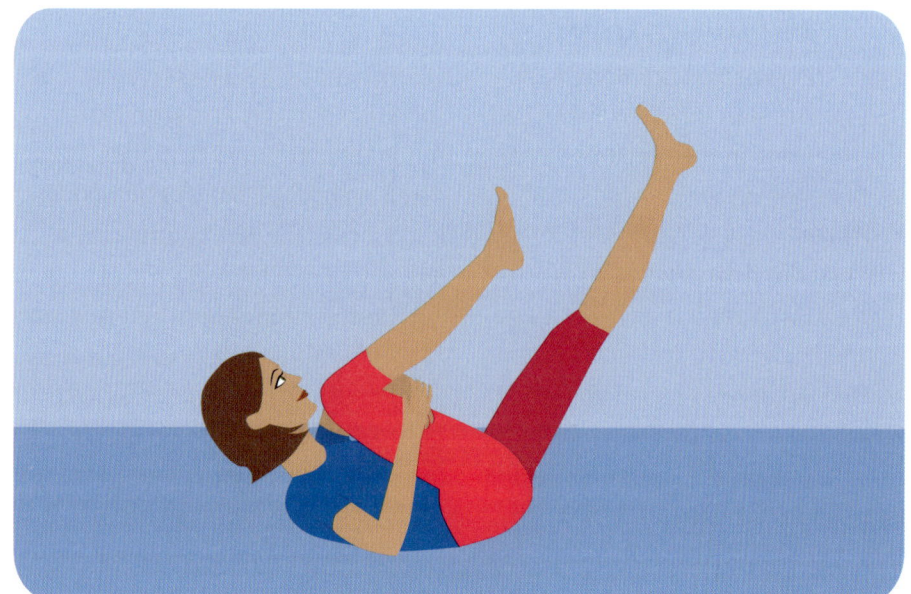

- Beim nächsten Ausatmen umfassen Sie mit beiden Händen das rechte Bein und ziehen es zur Brust. Die Ellenbogen zeigen nach außen.
- Das linke Bein wird nach vorn und in die Höhe gestreckt. Gleichzeitig heben Sie den Kopf und die Schulterblätter an.
- Ziehen Sie nun das Knie weiter zur Brust.
- Halten Sie während der gesamten Übung Ihre Bauchmuskeln angespannt, und ziehen Sie den Bauchnabel nach innen.
- Beim Ausatmen wechseln Sie das Bein. Sie strecken also das rechte Bein nach oben, und das linke Bein wird zur Brust herangezogen.
- Mit etwas Übung sollten Sie den „Leg-Stretch" so schnell durchführen können, dass Sie pro Atemzug 4-mal das Bein wechseln.

Variation

Anspruchsvoller wird die Übung, wenn Sie beide Beine gleichzeitig zur Brust führen und danach wieder hochstrecken, sodass sie mit dem Oberkörper fast einen 90-Grad-Winkel bilden.

Die Arme werden parallel zum Boden nach vorn gestreckt, die Handflächen zeigen nach unten. Kopf und Schulterblätter sind angehoben. Achten Sie darauf, Ihre Bauchmuskeln während der gesamten Übung stark anzuspannen und nicht in ein Hohlkreuz zu fallen. Atmen Sie aus, und kehren Sie in die vorangegangene Position mit den angewinkelten Beinen zurück. Wiederholen Sie das Strecken und Beugen beider Beine 5-mal, und begeben Sie sich danach wieder langsam in die Ausgangsposition.

Aufgepasst

Achten Sie darauf, dass Ihre Hüften parallel zu den Schultern bleiben. Sie sollten nicht zur Seite kippen.

Trainingstipp

Wenn sich Schmerzen im Knie bemerkbar machen, können Sie den Oberschenkel mit Ihren Händen am besten unter dem Knie umfassen. Falls Ihnen der Nacken Probleme bereitet, können Sie außerdem Ihren Kopf auf dem Boden ablegen.

Korkenzieher

Übungsablauf

- Legen Sie sich mit dem Rücken auf den Boden, und winkeln Sie Ihre Beine an. Die Arme liegen seitlich neben dem Körper, die Handflächen zeigen nach unten. Richten Sie Ihren Blick nach oben.
- Konzentrieren Sie sich auf Ihre Körpermitte und die Atmung.
- Aktivieren Sie Ihr Powerhouse, und strecken Sie die Beine senkrecht nach oben. Die Schulterblätter

werden dabei nach unten gezogen, das Becken bleibt fest am Boden liegen. Pressen Sie gleichzeitig Ihre Arme in den Boden.
- Spannen Sie den Po an. Ihre Zehen sollten dabei leicht nach außen zeigen, sodass sich nur die Fersen berühren.
- Atmen Sie nun ein, und bewegen Sie beim Ausatmen Ihre Beine zusammen nach rechts. Der Oberkörper bleibt am Boden. Anschließend führen Sie die Beine etwas nach hinten unten und dann beim Ausatmen auf die linke Seite. Zuletzt erreichen Sie wieder die senkrechte Beinhaltung, die Ausgangsposition.
- Achten Sie stets darauf, Ihre Bauchmuskeln anzuspannen und den Nabel nach innen zu ziehen. Die Zehen bleiben während der gesamten Übung gestreckt.
- Atmen Sie tief durch, und wiederholen Sie schließlich die Bewegung in entgegengesetzter Richtung. Starten Sie beim Einatmen also nach links und nach hinten, und beim Ausatmen kommen Sie nach rechts und wieder zurück zur Mitte.
- Wiederholen Sie die Übung auf jeder Seite 3-mal.

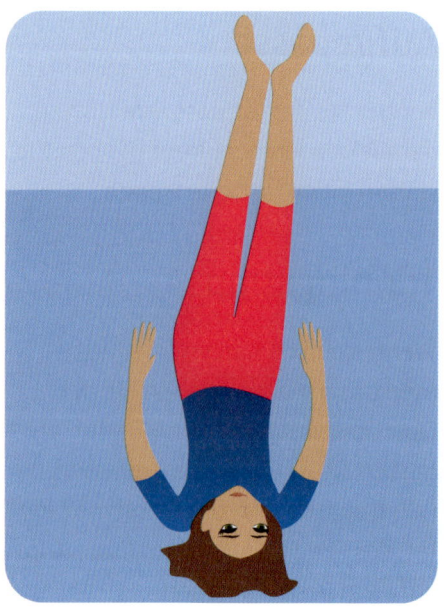

- Geübte Pilatesfans können das Niveau steigern, indem sie die Kreisbewegung der Beine vergrößern. Außerdem können sie die Übung bis zu 5-mal ausführen.

Aufgepasst

Die Bewegung erfolgt dynamisch, aber nicht zu schnell. Ziehen Sie außerdem auf keinen Fall die Schultern hoch in Richtung Ohren, und fallen Sie nicht in ein Hohlkreuz.

Trainingstipp

Machen sich während der Übung leichte Rückenprobleme bemerkbar, können Sie Ihre Hände unter den Po legen. Die Handflächen zeigen nach unten, die Ellenbogen werden in den Boden gepresst. Auf diese Weise entlasten Sie Ihren Rücken. Achten Sie dabei besonders darauf, weder den Kopf noch die Schultern zu bewegen und den Rumpf ruhig zu halten. Übrigens können Sie sich nach dem Training mit einem kleinen Dehnprogramm für Ihren Beckenboden und Ihre Wirbelsäule belohnen. Legen Sie sich dafür auf den Rücken, und stel-

Beckenboden

Der „Korkenzieher" ist eine tolle Übung, um die Beckenboden-muskulatur intensiv zu trainieren. Bei Frauen können z. B. Geburten diese Muskulatur schwächen und stark ausdehnen, was eine Inkontinenz, also unfreiwilliges Wasserlassen, hervorrufen kann.

len Sie Ihre Füße hüftbreit auf. Die Beine sind angewinkelt. Ober- und Unterschenkel bilden ungefähr einen 45-Grad-Winkel. Die Arme liegen ausgestreckt auf Schulterhöhe auf dem Boden. Lassen Sie beim Einatmen Ihre angewinkelten Beine nach rechts sinken, der Kopf geht gleichzeitig nach links. Bleiben Sie 10 Sekunden in dieser Position, und spüren Sie der Spannung nach. Atmen Sie gleichmäßig weiter. Führen Sie anschließend die Beine zur Mitte zurück, und wechseln Sie dann die Seite. Lassen Sie die Beine also nach links sinken, und rollen Sie den Kopf nach rechts. Wiederholen Sie die Übung je Seite mindestens 3-mal.

Straffe Beine ## Leg-Kick

Übungsablauf

Die folgenden Übungen „Leg-Kick" und „Double Leg-Kick" kräftigen die Beinmuskulatur, aber auch die Muskeln der Schultern werden beansprucht. Verspannungen wird durch ein regelmäßiges Training wirksam vorgebeugt.

Zudem erfordert dieses Work-out ein gewisses Maß an Beweglichkeit in der Wirbelsäule. Wie bei jeder Pilatesübung wird außerdem die Körpermitte trainiert und damit die Haltung verbessert.

- Legen Sie sich auf den Bauch, die Beine sind gestreckt. Die Hände liegen angewinkelt knapp neben dem Oberkörper, die Unterarme berühren den Boden, die Handflächen zeigen nach unten.
- Atmen Sie tief ein, und aktivieren Sie beim Ausatmen Ihr Powerhouse, ziehen Sie den Bauchnabel nach innen. Spannen Sie zusätzlich den Po an, und verlängern Sie Ihren Rücken.

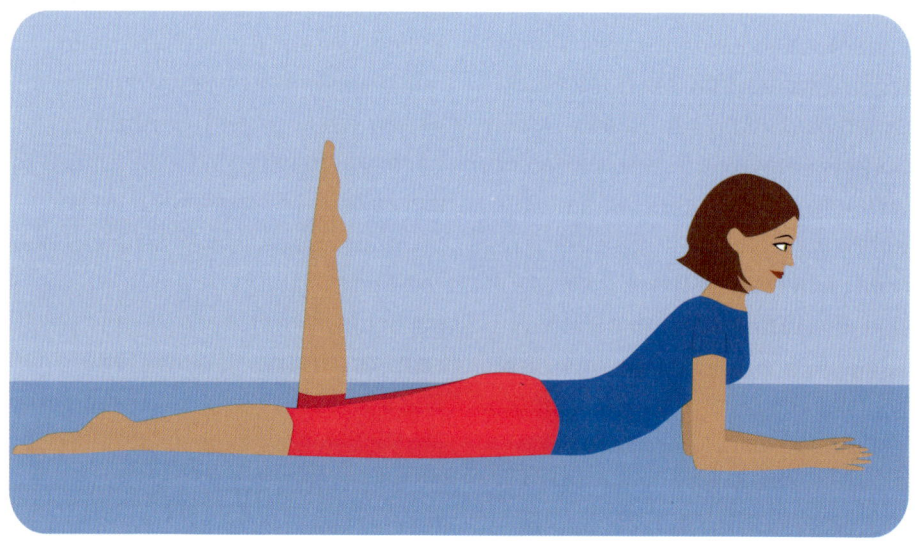

- Heben Sie mit dem Ausatmen Ihren Oberkörper etwas an. Der Nacken ist ganz lang, der Kopf bildet eine Verlängerung der Wirbelsäule.
- Stützen Sie sich auf Ihre Unterarme, die Handflächen bleiben weiterhin auf dem Boden. Die Schulterblätter werden nach hinten und unten gezogen.
- Aus dieser Position heraus schwingen Sie nun beim Ausatmen das rechte Bein in Richtung Po. Wichtig dabei ist, dass Sie Ihren ganzen Körper anspannen und den Bauchnabel zur Wirbelsäule ziehen.
- Wiederholen Sie diesen Kick 2-mal hintereinander. Beim Einatmen senken Sie das rechte Bein wieder zurück zum Boden. Beim nächsten Ausatmen folgt das linke Bein, das Sie ebenfalls 2-mal zum Po kicken.
- Die Zehen bleiben immer gestreckt. Bei den Kicks ist es wichtig, die Beine nicht unkontrolliert zum Gesäß zu schwingen, sondern bewusst zu bewegen.
- Senken Sie den Oberkörper erst, wenn Sie auf jedem Bein 5 bis 8 Doppelkicks durchgeführt haben.

Entspannung

Zur Entspannung nach der Übung bleiben Sie in der Bauchlage und drehen den Kopf auf eine Seite. Die Arme liegen locker neben dem Körper. Atmen Sie in dieser Position einige Zeit tief ein und aus, und spüren Sie, wie sich die Muskeln nach der Beanspruchung anfühlen.

Aufgepasst

Der Oberkörper sollte die gesamte Zeit über ruhig bleiben, nur die Beine bewegen sich. Für die nötige Stabilität in der Körpermitte sorgt eine durchgehende Aktivierung des Powerhouse. Ziehen Sie den Bauchnabel also nach innen in Richtung Wirbelsäule. Achten Sie außerdem darauf, dass der Po während der gesamten Übung angespannt ist und die Hüfte Kontakt mit dem Boden hat. Wenn Sie Schmerzen im Knie spüren, dann führen Sie den Kick nur sehr langsam durch oder verzichten ganz auf die Übung.

Double Leg-Kick

Übungsablauf

- Legen Sie sich auf den Bauch, die Beine sind gestreckt und berühren sich.
- Drehen Sie Ihren Kopf auf die linke Seite, und legen Sie Ihre Hände auf den unteren Rücken oberhalb des Pos. Die Arme sind leicht gebeugt. Die Handflächen zeigen nach oben, während die Ellenbogen etwas zum Boden ziehen.
- Atmen Sie tief ein. Der Oberkörper liegt fest auf dem Boden, die Oberschenkel bewegen sich nicht.

Spannen Sie Ihren Po an, und ziehen Sie den Nabel zur Lendenwirbelsäule.

- Beim Ausatmen heben Sie Ihren Oberkörper und den Kopf leicht an, der Hals ist lang. Gleichzeitig werden die Arme nach hinten gestreckt, wobei die Hände aufeinanderliegen und die Ellenbogen leicht nach außen zeigen.
- Beim Einatmen beugen Sie Ihre Arme.
- Danach legen Sie den Oberkörper langsam auf den Boden ab. Der Kopf wird dieses Mal auf die rechte Seite gelegt. Bleiben Sie kurz in dieser Position

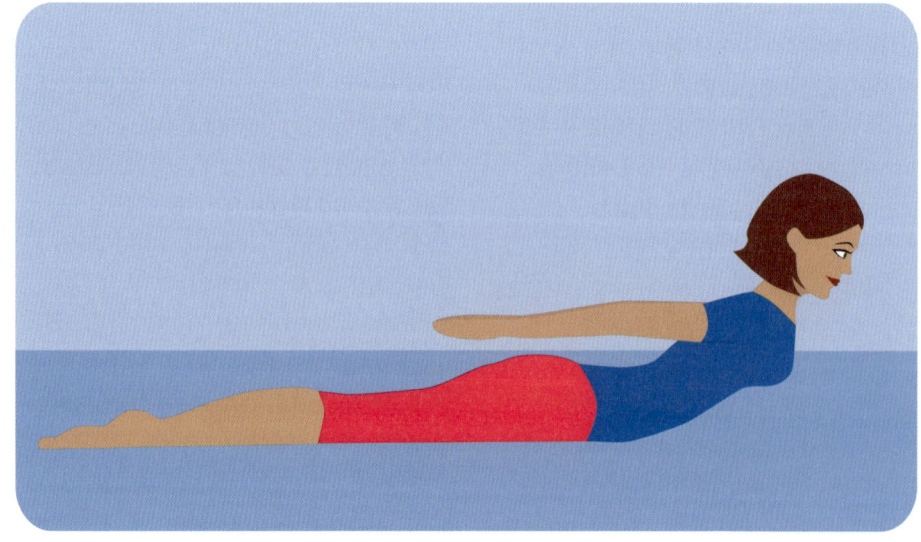

- Führen Sie die Übung 3- bis 5-mal aus, und wechseln Sie nach jeder Wiederholung die Seite, auf der Sie den Kopf ablegen.

Variation

Legen Sie sich in der Ausgangsposition, wie in der Grundübung beschrieben, auf den Boden, und spannen Sie Ihren Po an. Beim Einatmen bewegen Sie Ihre Unterschenkel gleichzeitig 3-mal zum Po. Beim Ausatmen heben Sie Ihren Oberkörper und den Kopf leicht an und strecken die Arme nach unten. Gleichzeitig werden die Beine gesenkt. Beim nächsten Einatmen beugen Sie wieder Ihre Arme und senken Ihren Oberkörper zurück zum Boden. Drehen Sie den Kopf auf die andere Seite, und führen Sie die Übung insgesamt 5-mal je Seite durch.

Trainingstipp

Der „Double Leg-Kick" ist eine sehr wichtige Übung für Ihren Rücken. Er beugt Rückenbeschwerden vor und verbessert die Haltung. Führen Sie den Ablauf bewusst und langsam

Hilfestellung

Bei der Variation für Fortgeschrittene hilft Ihnen die Vorstellung, dass die Hände und Füße mit einem Band verbunden sind. Sobald Sie die Füße nach unten bewegen, folgen auch die Arme dieser Richtung, d. h., sie werden gestreckt. Wenn Sie die Beine beugen, ahmen die Arme ebenfalls diese Bewegung nach, sie werden gebeugt.

durch. Ihre Atmung gibt Ihnen das Tempo vor.

Nehmen Sie nach der Übung eine entspannende Haltung ein, und belohnen Sie sich mit dieser kurzen Pause. Setzen Sie sich dazu auf Ihre Fersen, und legen Sie den Oberkörper auf den Oberschenkeln ab. Strecken Sie beide Arme nach vorn, und senken Sie die Stirn zum Boden. Atmen Sie einige Zeit in dieser Stellung tief ein und aus, und rollen Sie sich dann wieder langsam, Wirbel für Wirbel, auf. Wiederholen Sie die Übung ein weiteres Mal.

Starker Rücken

Säge

Die Übung „Säge" dehnt vor allem Ihre Rückenmuskulatur und die Rückseite Ihrer Beine. Gleichzeitig trainieren Sie Ihr Powerhouse.
Die Übung „Open Leg" kräftigt intensiv Ihre Bauchmuskulatur und die tief liegenden Rückenmuskeln. Außerdem ist sie bei Beschwerden im Magen-Darm-Bereich zu empfehlen. Das Nachturnen braucht allerdings etwas Übung.

Übungsablauf

- Setzen Sie sich auf den Boden. Die Beine sind leicht gebeugt und hüftbreit geöffnet. Die Füße werden auf die Fersen gestellt, die Zehen zeigen nach oben.
- Halten Sie Ihren Rücken aufrecht. Die Arme hängen locker neben dem Körper, der Blick ist nach vorn gerichtet. Bleiben Sie einige Zeit in dieser Position sitzen, damit Sie sich an die Haltung gewöhnen. Atmen Sie bewusst ein und aus.

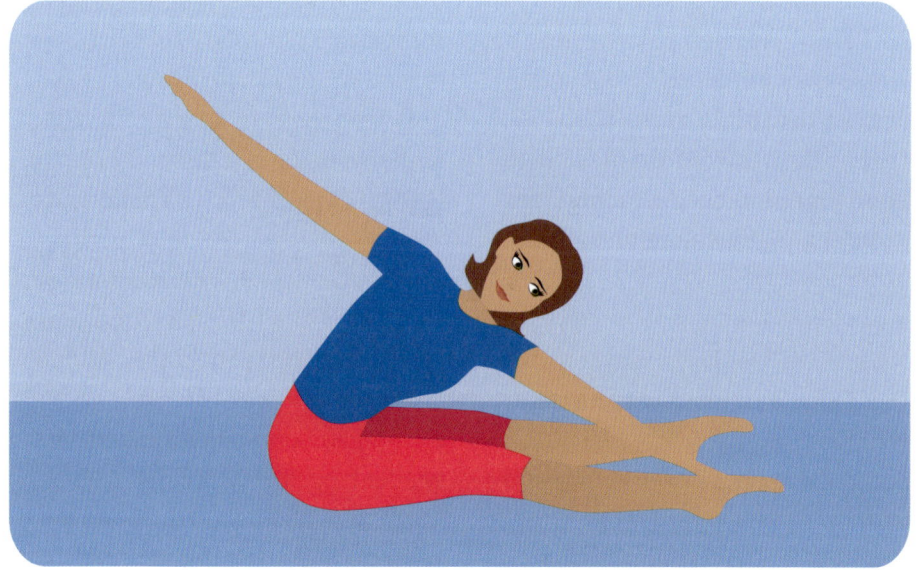

- Aktivieren Sie Ihr Powerhouse, ziehen Sie den Nabel nach innen.
- Beim Einatmen heben Sie Ihre Arme seitlich neben den Körper in Schulterhöhe an. Gleichzeitig wird die Taille nach rechts gedreht. Der linke Arm wandert nach vorn, während Sie den rechten Arm nach hinten bewegen. Die Hüfte bleibt während der Drehung stabil, Ihr Kopf hingegen wandert mit, sodass Sie schließlich zur rechten Seite blicken.
- Beim Ausatmen beugen Sie Ihren Oberkörper schräg nach vorn zum rechten Bein. Die Drehung erfolgt aus dem Becken heraus. Berühren Sie nun, wenn möglich, mit der linken Hand die rechten Zehen, oder ziehen Sie zumindest mit den linken Fingern in Richtung rechte Zehen. Der rechte Arm zeigt nach hinten. Bleiben Sie einen Augenblick in dieser Position.
- Beim Einatmen kehren Sie wieder in die Ausgangsposition zurück. Der Rücken ist gerade, der Blick nach vorn gerichtet.
- Beim nächsten Ausatmen drehen Sie sich zur linken Seite und wiederholen die Übung.

Sägen

Stellen Sie sich vor, dass Ihre Hand einer Säge gleicht, mit der Sie Ihre Füße „ansägen". Aus dieser Vorstellung leitet sich auch der Name der Übung ab.

- Wiederholen Sie die Übung 2- bis 3-mal pro Seite.

Variation

Intensiver wird die Übung, wenn Sie die Beine nicht beugen, sondern ausstrecken. Die Zehen sind angezogen. Fortgeschrittene können zudem die Anzahl der Wiederholungen auf 4-mal pro Seite erhöhen.

Aufgepasst

Achten Sie darauf, Ihre Schultern nicht nach oben zu ziehen. Die Bewegung sollte flüssig sein, federn Sie also nicht auf und ab.

Die Wirbelsäule bleibt während der Drehung lang gestreckt, und der Scheitel wird wie von einer unsichtbaren Schnur nach oben gezogen.

Open Leg

Übungsablauf

- Setzen Sie sich aufrecht auf den Boden. Der Rücken ist gerade, die Beine sind angewinkelt.
- Greifen Sie nun mit Ihren Händen von außen an die Oberschenkel. Atmen Sie in dieser Haltung bewusst ein und aus, und konzentrieren Sie sich auf Ihre Körpermitte.
- Ziehen Sie nun Ihre Beine etwas an, und umfassen Sie mit den Händen von innen Ihre Knöchel. Die Füße heben leicht vom Boden ab. Ihre Knie zeigen ein wenig nach außen, während die Fersen zusammengehalten werden. Verlagern Sie Ihr Körpergewicht dabei auf das Steißbein.
- Strecken Sie beim Ausatmen Ihre Beine durch, und öffnen Sie sie schulterbreit. Beine und Oberkörper bilden ungefähr einen 45-Grad-Winkel. Die Zehen sind ebenfalls gestreckt und die Bauchmuskeln angespannt. Beim Einatmen beugen Sie Ihre Beine wieder ab und bringen sie in die vorangegangene Position. Wiederholen Sie das Beugen und Strecken der Beine 5-mal. Wenn Sie Probleme damit haben, Ihre Beine durchzustrecken, können Sie sich auch an den Waden festhalten.

Variation

Fortgeschrittene können die Übung um folgende Ausführung erweitern: Setzen Sie sich in die Ausgangsposition, und führen Sie die Grundübung wie beschrieben durch. Wenn Sie in der Position angekommen sind, in der

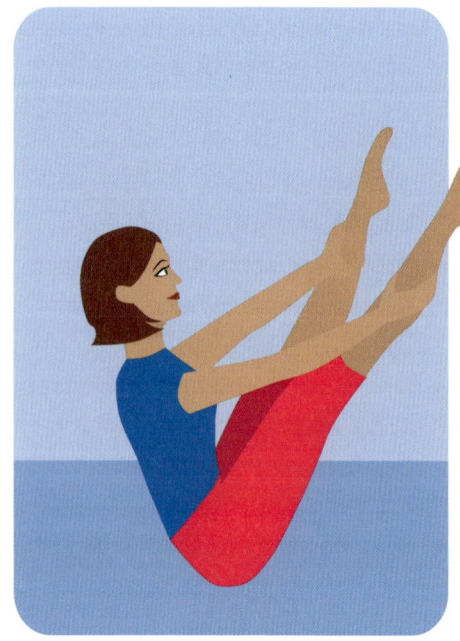

Sie Ihre Beine strecken, machen Sie zusätzlich Ihren Rücken rund. Beim Einatmen rollen Sie sich dann zum Boden ab – aber nur so weit, dass der Kopf die Unterlage gerade nicht berührt. Die Beine sind weiterhin gestreckt und werden mit den Händen gehalten. Beim Ausatmen rollen Sie sich wieder auf und kehren in die Anfangsposition zurück. Sie winkeln also Ihre Beine an und halten die Knöchel fest. Wiederholen Sie die Übung 5-mal.

Auch bei dieser Variante können Sie die Hände um die Waden legen, wenn es Ihnen schwerfällt, die Beine durchzustrecken.

Aufgepasst

Achten Sie während der Übung darauf, Ihre Schultern locker zu halten. Ziehen Sie sie auf keinen Fall nach oben zu den Ohren. Spannen Sie gleichzeitig Ihre Bauchmuskeln an, indem Sie den Bauchnabel in Richtung Wirbelsäule ziehen. Wichtig ist außerdem eine gleichmäßige und bewusste Atmung. Sie merken, dass Sie falsch atmen, wenn sich Ihr Kopf rot verfärbt.

Nur Geduld

Diese Übung verlangt eine gewisse Dehnfähigkeit Ihrer Beine und gehört gewiss zu den anspruchsvolleren Pilates-work-outs. Wenn Sie also nicht von Beginn an die Ausführung beherrschen, haben Sie etwas Geduld, und probieren Sie es einfach weiter!

Trainingstipp

Wenn Sie Probleme dabei haben, Ihre Beine durchzustrecken, können Sie Ihre Beweglichkeit durch folgende Dehnübung steigern: Stellen Sie sich hin, die Beine sind geschlossen. Setzen Sie die rechte Ferse vor Ihren Körper auf, und drücken Sie sie fest auf den Boden. Die Zehen zeigen nach oben. Neigen Sie Ihren Oberkörper gerade nach vorn, und beugen Sie zugleich das linke Knie. Der Brustkorb ist angehoben, der Nacken gerade. Schieben Sie Ihren Po nach hinten. Die Hände stützen auf das linke Knie. Bleiben Sie 10 Sekunden in der Position, und wechseln Sie dann die Seite.

Rollübungen

Die folgenden Übungen dehnen die Wirbelsäulenstreckmuskeln und trainieren das Gleichgewicht. Der „Katzenbuckel" kräftigt zusätzlich die Schultern, den Nacken, den Bauch und die Rumpfmuskulatur.

Rolling like a ball

Übungsablauf

- Setzen Sie sich aufrecht mit angezogenen Beinen auf den Boden.

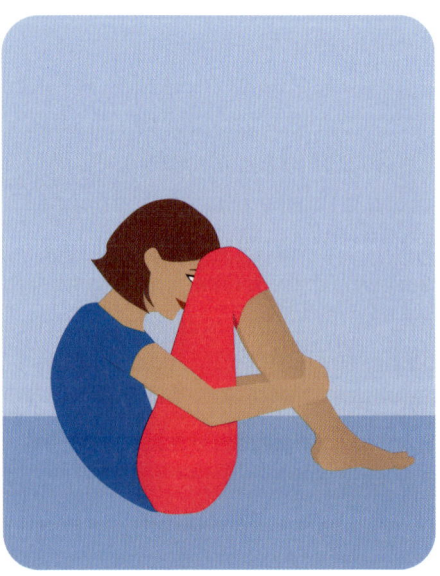

Ober- und Unterschenkel bilden ungefähr einen 45-Grad-Winkel. Achten Sie darauf, dass Ihr Rücken gerade und das Körpergewicht gleichmäßig auf den Gesäßknochen verteilt ist. Die Beine berühren sich.

- Umfassen Sie mit den Händen die Fesseln beider Beine. Atmen Sie bewusst ein und aus, und konzentrieren Sie sich auf die folgende Bewegung.
- Beim Ausatmen aktivieren Sie Ihr Powerhouse. Ziehen Sie Ihren Bauchnabel nach innen in Richtung Wirbelsäule, und runden Sie Ihre Lendenwirbel nach hinten. Das Becken ist gekippt.
- Beim Ausatmen rollen Sie sich nach hinten. Die runde Körperform wird beibehalten. Am Ende haben nur noch die Schulterblätter Kontakt mit der Unterlage. Achten Sie darauf, Ihren Kopf und den Nacken nicht aufzulegen, sondern in der Luft zu lassen!
- Beim Ausatmen rollen Sie sich wieder in die Sitzhaltung zurück und setzen Ihre Füße ab.
- Beim Einatmen folgt eine weitere Rolle.

- Achten Sie jedes Mal darauf, dass Sie eine gerade Rollbewegung ausführen und nicht zur Seite kippen.
- Wiederholen Sie die Übung 6-mal.

Variation

Fortgeschrittene Pilatesfans sollten die Übung so durchführen können, dass sie die Füße bei den einzelnen Rollbewegungen nicht mehr am Boden aufsetzen müssen. Halten Sie dennoch Ihre Beine so ruhig wie möglich. Wiederholen Sie die Rollübung 10-mal.

Aufgepasst

Führen Sie den Bewegungsablauf langsam und vorsichtig durch. Arbeiten Sie nicht mit Schwung, sondern mit der Kraft Ihres Powerhouse. Wenn Sie Probleme mit Ihrer Wirbelsäule sowie Haltungsschäden, wie z. B. eine Skoliose, haben, dann sollten Sie auf diese Übung verzichten.

Trainingstipp

Achten Sie auf einen reibungslosen Bewegungsablauf. Atmen Sie be-

> ## Das hilft
>
> Stellen Sie sich vor, dass Ihr Körper einem Ball gleicht, der hin und her rollt. So fällt es Ihnen leichter, die Bewegung rund durchzuführen, ohne zur Seite zu kippen.

wusst zu jenen Körperstellen, die Ihnen Schwierigkeiten bei der Rollbewegung bereiten.

Wenn Sie die Hände nicht auf Ihre Fesseln, sondern auf die Waden legen, fällt es Ihnen leichter, die Schultermuskeln weniger anzuspannen und die Schultern nicht hochzuziehen.

Nach dem Üben mit rundem Rücken ist es übrigens angenehm, die Wirbelsäule ganz lang zu strecken. Legen Sie sich dafür auf den Rücken. Die gestreckten Arme liegen etwa schulterbreit weit hinter Ihrem Kopf auf dem Boden. Die Beine und Füße sind ebenfalls gestreckt. Machen Sie sich ganz lang, ziehen Sie also die Beine in die eine und die Arme in die andere Richtung. Spüren Sie die angenehme Dehnung Ihrer Wirbelsäule, und atmen Sie gleichmäßig weiter.

Katzenbuckel

Übungsablauf

- Knien Sie sich hüftbreit auf den Boden. Die Hände sind schulterbreit aufgestützt, das Gewicht wird gleichmäßig auf Hände und Knie verteilt. Die Knie befinden sich direkt unter den Hüften, die Zehen sind aufgestellt. Der Rücken ist gerade.
- Bleiben Sie einige Zeit in dieser Haltung, bevor Sie mit der Übung beginnen.

- Atmen Sie tief ein, und aktivieren Sie Ihr Powerhouse. Die Bauchmuskeln sind angespannt, der Bauchnabel wird in Richtung Wirbelsäule gezogen.
- Beim Ausatmen wölben Sie Ihre Wirbelsäule nach oben. Beginnen Sie beim Steißbein, und enden Sie bei den Schultern. Lassen Sie den Kopf zwischen den Armen nach unten hängen. Überstrecken Sie also Ihren Nacken nicht, indem Sie nach vorn blicken.
- Wenn Sie mit der Wölbung Ihrer Wirbelsäule oben angekommen

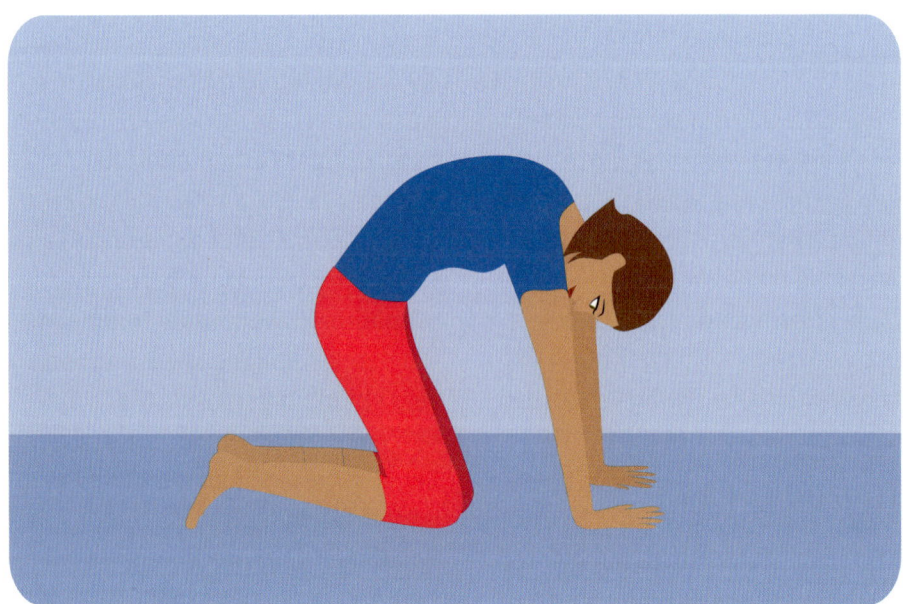

sind, atmen Sie tief ein und dehnen Ihre Wirbelsäule im sogenannten Katzenbuckel.

- Achten Sie die ganze Zeit über darauf, Ihre Bauchmuskeln anzuspannen. Beim Ausatmen kehren Sie wieder in die Ausgangsstellung zurück und heben den Kopf an. Dieser bildet nun eine Verlängerung der Wirbelsäule.
- Wiederholen Sie die Übung 5-mal.

Variation

Sie können die Intensität der Übung steigern, indem Sie folgende Variation ausprobieren: Führen Sie die Grundübung wie oben beschrieben durch. Wenn Sie im „Katzenbuckel" angekommen sind, bewegen Sie zusätzlich den Po leicht zu den Fersen. Achten Sie dabei darauf, den gewölbten Rücken beizubehalten. Durch diese Bewegung wird die Dehnung noch intensiver. Sie beugen Rückenbeschwerden vor und können bereits bestehende Schmerzen lindern. Im Anschluss daran führen Sie Ihren Po wieder nach oben und kehren in die Ausgangsposition zurück. Wiederholen Sie die Übung 8- bis 10-mal.

Balance

Erst wenn Ihre Wirbelsäule eine Gerade bildet, befinden Sie sich in der richtigen Ausgangsposition. Stellen Sie sich vor, ein Tablett oder Glas auf dem Rücken zu balancieren, das nicht herunterfallen darf. Sie können versuchsweise einen kleinen Gegenstand oder Plastikbecher auf Ihrem Rücken platzieren und so kontrollieren, ob Sie die richtige Haltung einnehmen.

Aufgepasst

Lassen Sie Ihre Wirbelsäule nicht durchhängen, fallen Sie aber auch nicht ins Hohlkreuz, wenn Sie in die Ausgangsposition zurückkehren. Kopf und Rücken bilden eine gerade Linie. Der Nacken ist ganz lang, der Blick geht zum Boden.

Gut geeignet ist das Training übrigens für „Schreibtischtäter" nach einem langen Arbeitstag. Probieren Sie es einfach aus. Ihr Rücken wird es Ihnen danken!

Morgens und abends

Die folgenden Übungen eignen sich sehr gut zur Durchführung am Abend, aber auch kurz nach dem Aufstehen am Morgen. Sie sind einfach anzuwenden und helfen Ihnen, den Ballast des Tages abzubauen und neue Energie zu gewinnen. Die Übung „Kniekreise" mobilisiert zudem Ihre Hüftgelenke und dehnt die Oberschenkelmuskulatur – besonders wichtig, wenn Sie den ganzen Tag im Büro sitzen oder sehr viel mit dem Auto unterwegs sind. Die Übung „Knie zur Brust" massiert den Darm und wirkt sich daher bei regelmäßiger Anwendung positiv auf die Verdauung aus.

Kniekreise

Übungsablauf

- Legen Sie sich auf den Rücken. Die Beine sind gebeugt, die Füße stehen hüftbreit auseinander.
- Legen Sie Ihre Hände entspannt neben den Körper, die Handflächen zeigen nach unten. Achten Sie darauf, die Wirbelsäule mög-

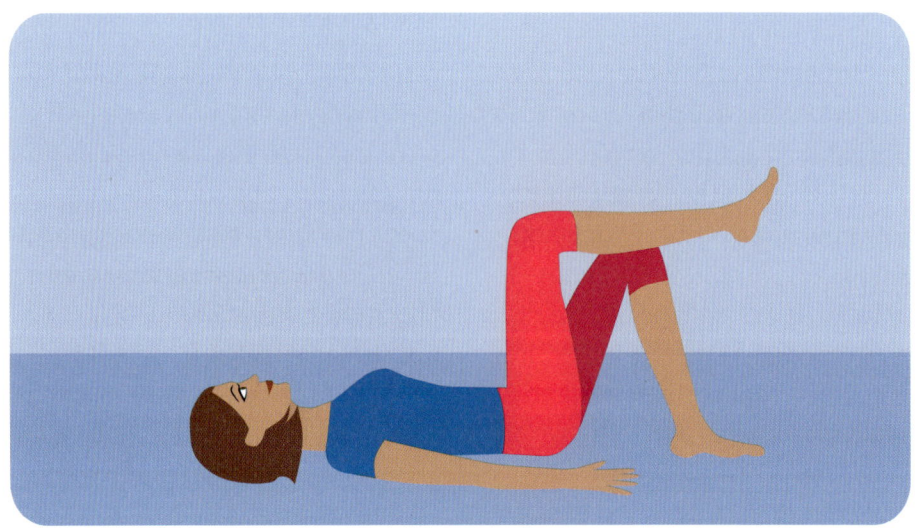

lichst neutral zu halten, also weder durchzustrecken noch zu sehr zu runden.

- Atmen Sie tief ein und aus.
- Beim Ausatmen aktivieren Sie das Powerhouse und spannen die Bauchmuskeln an. Heben Sie gleichzeitig das rechte Bein. Unter- und Oberschenkel bilden einen 90-Grad-Winkel.
- Beim Einatmen lassen Sie das Knie nach innen kreisen. Die Bauchmuskeln bleiben angespannt.
- Beim Ausatmen bewegen Sie Ihr Knie nach außen und schließen so den Kreis.
- Lassen Sie das Knie 5-mal im Uhrzeigersinn kreisen und anschließend dagegen.
- Wiederholen Sie die Übung dann mit dem linken Knie.
- Führen Sie die „Kniekreise" bewusst und langsam aus. Ihre Atmung gibt Ihnen das Tempo vor.

Variation

Anspruchsvoller wird die Übung, wenn Sie beide Beine nach oben heben, sodass Ober- und Unterschenkel einen 90-Grad-Winkel bilden. Halten Sie das Becken stabil und die Wirbelsäule in einer neutralen Position. Beim Ausatmen spannen Sie Ihre Bauchmuskeln an. Beim Einatmen beginnen Sie, mit beiden Knien zu kreisen, zuerst nach links und dann beim Ausatmen wieder nach rechts. Legen Sie dabei Ihre Hände auf die Kniescheiben. Dadurch können Sie kontrollieren, ob sich Ihre Beine gleichmäßig bewegen.

Aufgepasst

Bei dieser Übung ist es besonders wichtig, die Kreisbewegung lediglich mit dem Knie durchzuführen: Ihr Oberkörper bleibt ruhig in der Ausgangsposition liegen. Vergessen Sie nicht, gleichmäßig zu atmen, und halten Sie Ihr Powerhouse immer aktiv!

Trainingstipp

Sie können bei dieser Übung Ihre Hände auch übereinander auf den Bauch legen. Dadurch fällt es Ihnen leichter, Ihre Körpermitte bewusst zu spüren. Achten Sie jedoch darauf, dass Ihre Unterarme in der Waagrechten bleiben und eine Linie bilden.

Knie zur Brust

Übungsablauf

- Legen Sie sich auf den Rücken. Füße und Beine sind gestreckt und liegen hüftbreit auseinander. Die Arme befinden sich neben dem Körper, die Handflächen zeigen nach unten.
- Konzentrieren Sie sich auf Ihre Atmung, und spüren Sie in den Körper.
- Aktivieren Sie Ihr Powerhouse, indem Sie die Bauchmuskulatur anspannen und den Nabel nach innen in Richtung Wirbelsäule ziehen.

- Beim Ausatmen führen sie das rechte Knie zum Brustkorb und umfassen es mit beiden Händen.
- Heben Sie nun Ihren Kopf zum Knie, und bleiben Sie einige Zeit in dieser Position.
- Beim Einatmen führen Sie Ihre Nase noch ein Stück weit zum Knie, beim Ausatmen gehen Sie mit dem Kopf wieder ein wenig zurück.
- Wiederholen Sie dieses Heranführen der Nase 5-mal. Achten Sie darauf, Ihren Oberkörper nicht zu weit anzuheben. Die Dehnung sollte vom Bein ausgehen. Anschließend rollen Sie sich wieder

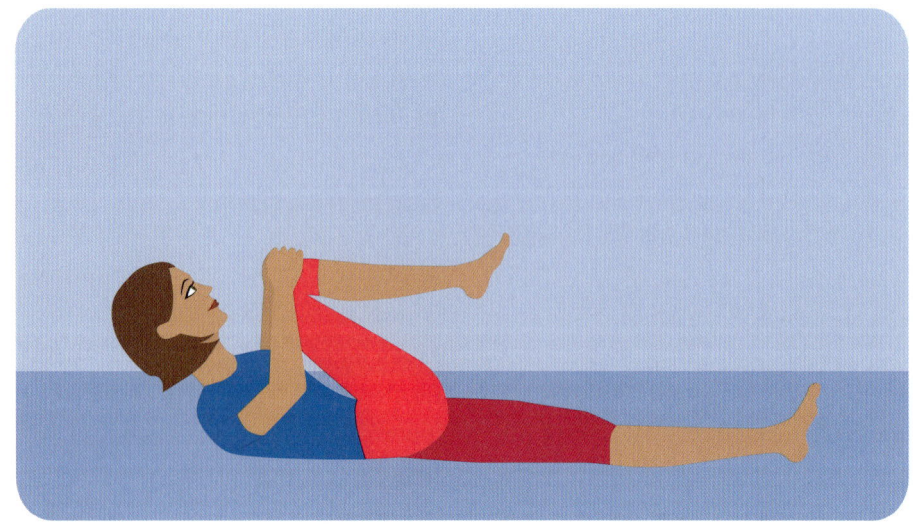

auf den Rücken zur Ausgangsposition ab. Gehen Sie dabei langsam, Wirbel für Wirbel, vor.

- Bleiben Sie einige Zeit in der Stellung, und atmen Sie bewusst ein und aus. Nehmen Sie Ihren Körper intensiv wahr. Erst dann wiederholen Sie die Übung mit dem anderen Bein.

Variation

Fortgeschrittene können die Anzahl der Wiederholungen steigern. Führen Sie dafür die Kniehebung 8 Atemzüge lang durch, legen Sie dann wieder eine Pause ein, und beginnen Sie mit dem anderen Bein.

Hilfsmittel

Wenn Sie zusätzlich Ihre Arme trainieren wollen, können Sie ein Gummiband, wie z. B. ein Theraband®, zu Hilfe nehmen. Und so geht's: Legen Sie sich auf den Rücken. Ziehen Sie ein Knie zur Brust, und fassen Sie das Gummiband mit den Händen. Die Handrücken zeigen nach oben. Legen Sie das Band über das angezogene Knie. Die Hände sind knapp neben dem Knie. Heben Sie nun den Kopf zum Knie. Ziehen Sie gleichzeitig die Arme ein wenig auseinander, sodass das Band gespannt ist. Achten Sie darauf, in den Handgelenken nicht abzuknicken. Führen Sie nun Ihre Nase noch weiter zum Knie. Wiederholen Sie dieses Heranführen 5-mal. Das Band bleibt die ganze Zeit über gespannt. Kehren Sie dann in die Ausgangsposition zurück, und wiederholen Sie die Bewegung mit dem anderen Bein.

Aufgepasst

Auch wenn die Übung sehr einfach ist, sollten Sie die Bewegung exakt und ruhig ausführen. Ihre Atmung gibt das Tempo vor. Achten sie darauf, die Schultern weg von den Ohren zu ziehen.

Trainingstipp

Die größte Wirkung erzielen Sie, wenn Sie die Übung morgens gleich nach dem Aufstehen durchführen. Schaffen Sie sich dafür eine angenehme Umgebung. Schalten Sie insbesondere das Radio und den Fernseher aus.

Wand-work-out

Die folgenden Übungen lassen sich ideal in den Alltag integrieren. Wo immer Sie eine Wand finden, können Sie das Work-out problemlos durchführen – also praktisch überall. Bei regelmäßiger Anwendung trainieren Sie damit die richtige Körper-

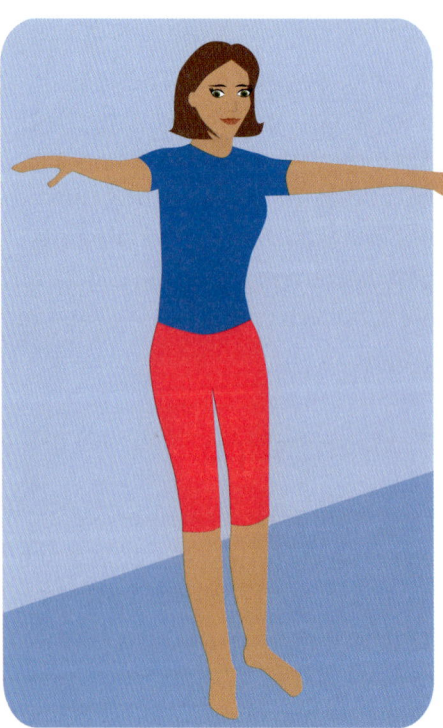

haltung. Der „Stuhl" kräftigt zusätzlich Ihre Beine und verbessert die Beweglichkeit der Wirbelsäule.

Armkreise

Übungsablauf

- Lehnen Sie sich mit dem Rücken an eine Wand, die Füße stehen etwa einen Schritt davon entfernt. Die Fersen berühren sich, während die Fußspitzen nach außen zeigen. Achten Sie bewusst auf eine aufrechte Körperhaltung, und ziehen Sie die Schulterblätter nach unten und zusammen. Die Arme hängen neben dem Körper, der Blick ist nach vorn gerichtet.
- Aktivieren Sie nun Ihr Powerhouse, und ziehen Sie den Bauchnabel nach innen.
- Atmen Sie tief ein und aus.
- Strecken Sie beim nächsten Einatmen Ihre Arme schulterbreit nach vorn, bis sie auf Schulterhöhe sind. Die Finger bleiben entspannt. Führen Sie dann beim Ausatmen Ihre Arme zur Seite – allerdings nur so weit, dass sie sich noch in Ihrem Blickfeld befinden.

- Bewegen Sie die Arme nach unten zu den Oberschenkeln und anschließend wieder schulterhoch nach vorn. Wiederholen Sie diese Kreisbewegung 3-mal, und ändern Sie dann die Bewegungsrichtung: Beginnen Sie also damit, die Arme zu senken, führen Sie sie dann zur Seite und anschließend nach vorn.
- Der Kopf, die Schulterblätter und der Oberkörper bleiben während der gesamten Übung an der Wand.

Variation

Folgende Variation gestaltet die Übung anspruchsvoller: Führen Sie die Armkreise wie oben beschrieben aus, und kehren Sie dann in die Ausgangsposition zurück. Atmen Sie einige Male tief ein und aus, und kontrollieren Sie Ihre Haltung. Ihre Wirbelsäule und der Kopf sind an die Wand gepresst, die Beine stehen einen Schritt davon entfernt. Beginnen Sie nun, beim Einatmen zuerst Ihren Kopf zu senken. Es folgen die Schultern und der Oberkörper. Rollen Sie sich so weit ab, bis nur noch der untere Rücken die Wand berührt. Achten Sie darauf, dass die

Hände locker neben dem Körper hängen. Die Bewegung sollte langsam, Wirbel für Wirbel, ausgeführt werden. Ihre Atmung bestimmt das Tempo. Kreisen Sie in dieser Position die Arme 4-mal im Uhrzeigersinn und anschließend dagegen. Danach rollen Sie sich Wirbel für Wirbel langsam auf und kehren in die Ausgangsposition zurück. Wiederholen Sie die Übung 2-mal.

Aufgepasst

Achten Sie darauf, Ihre Wirbelsäule während der gesamten Übung fest an die Wand zu pressen und nicht in ein Hohlkreuz zu fallen. Auch der Kopf wird die ganze Zeit über an die Wand gedrückt.

Trainingstipp

Wenn Sie bei der Variation für Fortgeschrittene ein Ziehen im Nacken bemerken, dann rollen Sie sich nur so weit ab, wie es Ihnen angenehm ist. Bleibt das Training schmerzhaft, sollten Sie sich besser auf die anfangs beschriebene Grundübung beschränken.

Stuhl

Übungsablauf

- Lehnen Sie sich mit dem Rücken an eine Wand. Achten Sie auf eine aufrechte Körperhaltung, und ziehen Sie die Schulterblätter nach unten und zusammen. Der Brustkorb öffnet sich dadurch. Der Nacken ist lang, der Kopf wird an die Wand gedrückt. Die Arme hängen neben dem Körper, der Blick ist nach vorn gerichtet.

- Die Füße stehen einen großen Schritt von der Wand entfernt parallel auf dem Boden, die Zehen zeigen nach vorn.

- Atmen Sie ein und aus, und aktivieren Sie Ihr Powerhouse.

- Beim Ausatmen beugen Sie langsam Ihre Knie, indem Sie an der Wand nach unten rutschen. Gleichzeitig heben Sie Ihre Arme schulterhoch an.

- Gehen Sie so weit in die Knie, bis Ihre Ober- und Unterschenkel einen Winkel von 90 Grad bilden. Ihre Arme befinden sich in dieser Position parallel zu den Oberschenkeln.

- Atmen Sie ein und aus. Bleiben Sie 2 bis 3 Sekunden in dieser Haltung.

- Stellen Sie sich vor, dass Ihr Körper einem Stuhl gleicht. Ihre Oberschenkel bilden die waagrechte Sitzfläche und der Oberkörper die senkrechte Stuhllehne. Die Füße haben festen Kontakt mit dem Boden, die Zehen zeigen nach vorn.

- Anschließend bewegen Sie Ihren Körper wieder möglichst langsam nach oben.

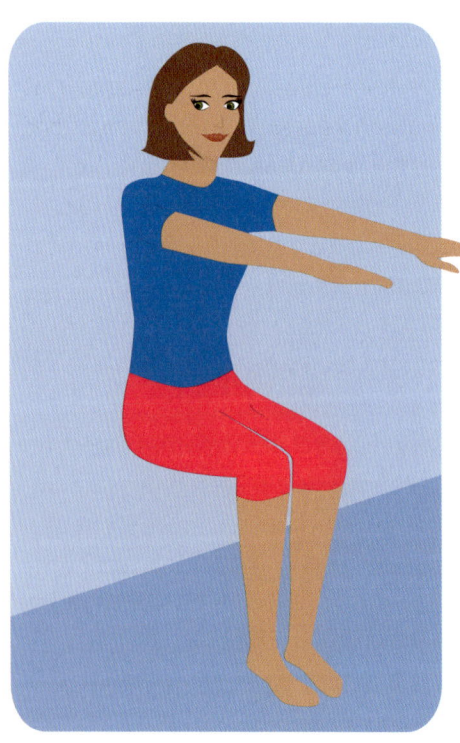

- Die Kraft für die Auf- und Abbewegungen sollte aus Ihrem Zentrum, dem Powerhouse, kommen.
- Wenn Sie wieder aufrecht stehen, senken Sie Ihre Arme ab und kehren in die Ausgangsposition zurück. Wiederholen Sie die Übung 2- bis 3-mal.

Aufgepasst

Wenn Sie Probleme mit Ihren Knien haben, ist es besser, auf diese Übung zu verzichten. Führen Sie stattdessen die Übung „Armkreise" öfter durch.

Trainingstipp

Stellen Sie Ihre Füße nicht zu nah an die Wand. Wenn Sie in der Endposition angelangt sind, sollten die Knie direkt über den Zehen sein. Vergessen Sie außerdem nicht, dass Ihr Rücken während der gesamten Übung an die Wand gedrückt bleibt.
Eventuell spüren Sie bei dieser Übung auch Ihre Oberschenkel, die stark beansprucht werden. Eine Dehnübung hilft Ihnen, einen Muskelkater vorzubeugen und nach dem Training zu entspannen. Stellen Sie

Sitzposition

Die Übung wird intensiver, wenn Sie die Haltung in der Sitzposition auf 5 bis 10 Sekunden verlängern. Vergessen Sie dabei nicht, gleichmäßig zu atmen und Ihre Bauchmuskeln anzuspannen.

sich dafür aufrecht hin. Die Beine sind geschlossen. Verlagern Sie Ihr Gewicht auf das linke Bein. Heben Sie das rechte Bein an, umgreifen Sie mit der rechten Hand das Fußgelenk, und ziehen Sie das Bein in Richtung Po. Bleiben Sie in der Körpermitte stabil, und weichen Sie nicht mit der Hüfte aus. Spüren Sie der Dehnung in der Oberschenkelvorderseite nach. Achten Sie darauf, nicht ins Hohlkreuz zu fallen. Die Oberschenkel bleiben die ganze Zeit über nebeneinander. Bleiben Sie 10 Sekunden in dieser Position, und wechseln Sie dann die Seite. Falls es Ihnen schwerfällt, das Gleichgewicht zu halten, können Sie sich mit der freien Hand an einer Wand oder einem stabilen Möbelstück abstützen.

Fit im Büro

Mit diesen Übungen schaffen Sie es, auch auf der Arbeit fit zu bleiben. Ob in der Mittagspause, nach einem anstrengenden Meeting oder zwischendurch – das Work-out beugt gezielt Rückenschmerzen und Verspannungen vor und lockert Ihren Nacken. Mit dem „Oberkörper-Twist" straffen Sie zusätzlich Ihren Bauch und die Taille, und Sie trainieren die richtige Atmung.

Schultermobilisator

Übungsablauf

- Setzen Sie sich aufrecht auf Ihren Bürostuhl. Die Füße stehen fest auf dem Boden, die Zehen zeigen nach vorn. Achten Sie darauf, dass Ihr Rücken gestreckt und der Hals lang ist. Der Blick ist nach vorn gerichtet.
- Atmen Sie bewusst ein und aus, und aktivieren Sie beim nächsten Ausatmen Ihr Powerhouse, indem Sie den Bauchnabel in Richtung Wirbelsäule ziehen.

- Beim Einatmen heben Sie die Arme in einem Bogen bis zum Hinterkopf und beugen sie gleichzeitig. Verschränken Sie die Finger hinter dem Kopf. Atmen Sie aus.
- Beim erneuten Einatmen heben Sie Ihre Schultern in Richtung Ohren und lassen sie beim Ausatmen wieder nach unten fallen. Die Ellenbogen ziehen dabei leicht nach hinten.

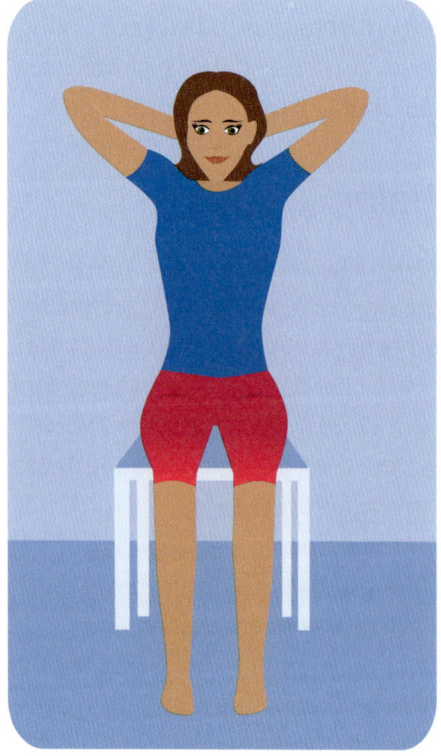

- Wiederholen Sie das Hochziehen und Absenken 5-mal, und führen Sie dann Ihre Arme in einem Bogen nach unten.

Variation

Sie können die Übung natürlich auch im Stehen ausführen. Die Füße stehen hüftbreit auseinander, die Zehen zeigen nach vorn. Heben Sie beim Einatmen die Arme nach oben, und verschränken Sie sie hinter dem Kopf. Ihr Blick ist nach vorn gerichtet, der Kopf bildet eine Verlängerung der Wirbelsäule. Bleiben Sie einige Zeit in dieser Position.

Beim Einatmen heben Sie schließlich Ihre Schultern an, um sie beim Ausatmen wieder fallen zu lassen. Wiederholen Sie diese Bewegung 6-mal, und senken Sie dann wieder Ihre Arme ab. Achten Sie auch bei dieser Variation darauf, dass Ihr Powerhouse stets aktiviert ist.

Hilfsmittel

Wenn Ihnen das aufrechte Sitzen zunächst schwerfällt, können Sie sich gegen eine Wand lehnen und in die-

Neue Energie

Bei regelmäßigem Training werden Sie schon bald bemerken, wie Sie durch die Übung neue Energie tanken und den Stress in Beruf und Alltag abschütteln.

ser Position üben. Dadurch gewöhnen Sie sich an die Haltung und können nach einiger Zeit die Übung wie beschrieben ausführen.

Aufgepasst

Das Schultersenken sollte nicht ruckartig, sondern kontrolliert ausgeführt werden, um Verletzungen zu vermeiden. Heben Sie die Schultern langsam an, und senken Sie sie genauso langsam wieder ab.

Trainingstipp

Diese Übung können Sie übrigens auch zur Mobilisation vor einem Work-out ausführen. Dadurch werden die Schultergelenke auf das Training vorbereitet.

Oberkörper-Twist

Übungsablauf

- Setzen Sie sich aufrecht auf Ihren Bürostuhl. Die Füße stehen hüftbreit auseinander, die Zehen zeigen nach vorn. Achten Sie darauf, Ihren Rücken zu strecken und den Hals lang zu machen. Der Blick ist nach vorn gerichtet, der Kopf wird als Verlängerung der Wirbelsäule gehalten.

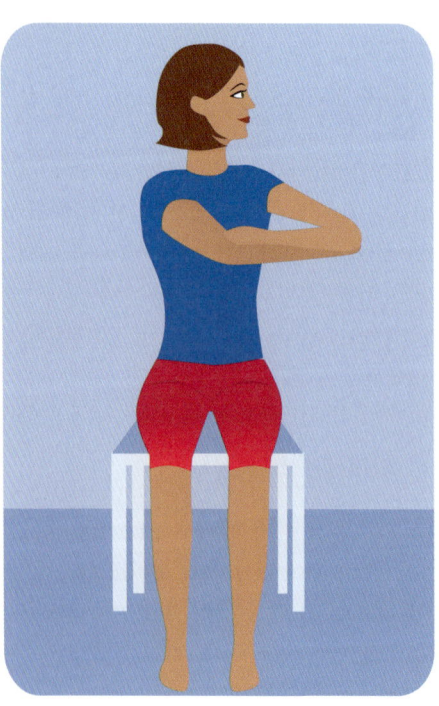

- Atmen Sie bewusst ein und aus, und konzentrieren Sie sich auf Ihre Körpermitte.
- Aktivieren Sie Ihr Powerhouse, und verschränken Sie beim Einatmen Ihre Arme vor der Brust, sodass der rechte Unterarm über dem linken liegt. Die Handflächen zeigen nach unten.
- Heben Sie nun die Arme auf Brusthöhe an. Beim Ausatmen drehen Sie Ihren Oberkörper zur linken Seite. Achten Sie darauf, Ihre Bauchmuskeln anzuspannen und die Hüfte ruhig zu halten. Der Rücken bleibt lang gestreckt, der Kopf geht mit der Bewegung mit.
- Atmen Sie ein, und drehen Sie sich beim Ausatmen wieder in die Mitte zurück. Beim nächsten Ausatmen folgt die rechte Seite.
- Wiederholen Sie die Übung 3-mal auf jeder Seite. Sollten Sie Schmerzen in der Schulter spüren, drehen Sie sich etwas weniger weit auf jede Seite.

Variation

Steh-Twist: Diese Übung können Sie auch im Stehen ausführen. Dabei ist es wichtig, Ihre Füße hüftbreit auf den Boden zu stellen und die Wirbelsäule lang nach oben zu strecken. Beim Ausatmen aktivieren Sie das Powerhouse, beim Einatmen verschränken Sie die Arme wie oben beschrieben vor der Brust. Beginnen Sie dann beim Ausatmen mit der Drehbewegung nach links, und kehren Sie beim nächsten Ausatmen wieder zur Mitte zurück. Danach ist die rechte Seite an der Reihe. Wiederholen Sie die Übung je Seite 5-mal.

Boden-Twist: Auch auf dem Boden sitzend lässt sich der „Oberkörper-Twist" ausführen. In dieser Position wird die Rückenmuskulatur besonders intensiv trainiert. Setzen Sie sich dafür aufrecht mit ausgestreckten Beinen auf den Boden. Strecken Sie Ihre Wirbelsäule aus der Hüfte heraus. Aktivieren Sie nun Ihr Powerhouse, und verschränken Sie die Arme wie in der Grundübung beschrieben vor der Brust. Beginnen Sie mit der Drehbewegung. Drehen Sie sich erst nach links, dann in die Mitte und anschließend nach rechts. Wiederholen Sie die Übung je Seite 5-mal. Falls es Ihnen schwerfällt, den Rücken lang zu machen, können Sie

Drehwinkel

Wenn Sie bereits etwas Übung haben, können Sie den Drehwinkel vergrößern. Übertreiben Sie es aber nicht, und hören Sie auf Ihren Körper.

sich mit beiden Sitzbeinhöckern auf ein festes Kissen oder eine zusammengefaltete Gymnastikmatte setzen. Das erleichtert eine korrekte Haltung. Im Handel können Sie außerdem Sitzhilfen aus Holz erhalten, die eigentlich für Yogaübungen gedacht sind, sich aber für jedes Training im Sitzen eignen. Je höher die Sitzhilfe, desto einfacher wird die Ausführung der Übung.

Aufgepasst

Der Stuhl sollte so hoch sein, dass die Unterschenkel, wenn Sie Ihre Füße auf den Boden setzen, einen rechten Winkel mit den Oberschenkeln bilden. Ideal ist daher ein höhenverstellbarer Stuhl, bei dem Sie durch wenige Handgriffe die richtige Position einstellen können.

Gezielt trainieren